Schüßler-Kuren

Heilanwendungen mit den 12 Salzen

Günther H. Heepen

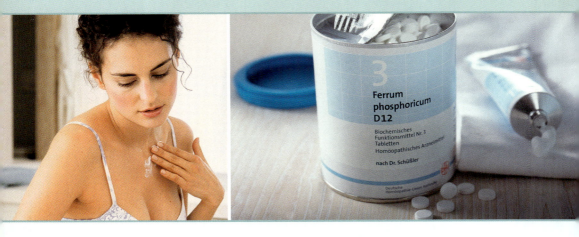

Ein Wort zuvor	5	Nr. 4 Kalium chloratum D6 (Kaliumchlorid)	25

› EINFÜHRUNG

Gesund bleiben, sich wohl fühlen — 7

Lebenswichtige Mineralsalze — 8

Was sind Schüßler-Salze? — 9

Wie die Salze hergestellt werden — 10

Wie die Salze eingenommen werden — 10

Fragen aus der Praxis – Teil 1 — 17

Kuren mit Schüßler-Salzen – für Gesundheit und Wohlbefinden — 18

Zwölf Salze, zwölf Salben — 20

Nr. 1 Calcium fluoratum D12 (Kalziumfluorid) — 20

Nr. 2 Calcium phosphoricum D6 (Kalziumphosphat) — 22

Nr. 3 Ferrum phosphoricum D12 (Eisenphosphat) — 24

Nr. 4 Kalium chloratum D6 (Kaliumchlorid) — 25

Nr. 5 Kalium phosphoricum D6 (Kaliumphosphat) — 27

Nr. 6 Kalium sulfuricum D6 (Kaliumsulfat) — 28

Nr. 7 Magnesium phosphoricum D6 (Magnesiumphosphat) — 30

Nr. 8 Natrium chloratum D6 (Natriumchlorid, Kochsalz) — 32

Nr. 9 Natrium phosphoricum D6 (Natriumphosphat) — 33

Nr. 10 Natrium sulfuricum D6 (Natriumsulfat) — 34

Nr. 11 Silicea D12 (Siliziumdioxid) — 36

Nr. 12 Calcium sulfuricum D6 (Kalziumsulfat) — 37

Fragen aus der Praxis – Teil 2 — 39

Zwölf Ergänzungsmittel — 40

INHALT

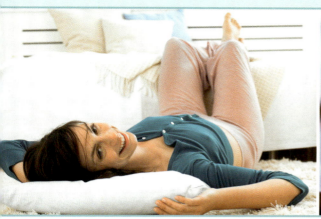
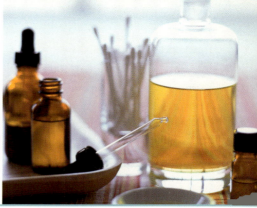

› PRAXIS

Welche Salze benötigt Ihr Körper? 43
So stellen Sie sich Ihre Kur selbst zusammen 44
Checkliste zur Selbstanalyse 44
Salze über Weihe-Punkte finden 56

Von Kopf bis Fuß gesund werden 61
Kurpakete für häufige Beschwerden 62
Hals, Nase, Ohren 63
Lunge und Bronchien 65
Herz, Kreislauf und Blutgefäße 66
Galle und Leber 72
Verdauungstrakt 74
Nieren, Blase und Harnwege 79
Haut, Haare und Nägel 80
Immunsystem 87
Bewegungsapparat 89
Seele 92

Kuren fürs Wohlbefinden 99
Kommen Sie ins Gleichgewicht! 100
Vital und leistungsfähig werden 100
Entschlacken und den Stoffwechsel anregen 103
Darmreinigung 106
Erholsamer Schlaf 107
Wetterfühligkeit 109
Schönheit für Haut und Haare 111

› SERVICE

Zum Nachschlagen 116
Kurbegleitende Anwendungen 116
Bücher, die weiterhelfen 121
Adressen, die weiterhelfen 121
Register 123
Impressum 126
Das Wichtigste auf einen Blick 128

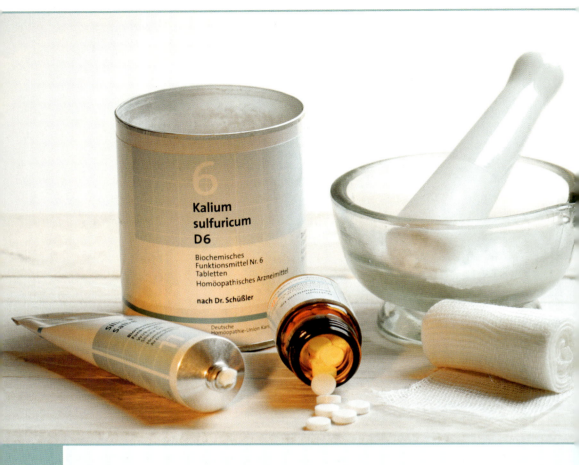

DER AUTOR

Günther H. Heepen ist Heilpraktiker und psychotherapeutischer Heilpraktiker mit Praxen in Tuttlingen und Bamberg. Er arbeitet als Medizinjournalist und ist Chefredakteur der Zeitschrift »Weg zur Gesundheit«.
Außerdem ist er als Referent für den Biochemischen Bund Deutschlands e.V. und die Deutsche Homöopathie-Union tätig. Bekannt wurde er als Experte für Schüßler-Salze durch Vorträge im In- und Ausland sowie Auftritte in Fernseh- und Rundfunksendungen. Zu seinen Schwerpunkten in der Praxis zählen neben den Schüßler-Salzen die Pathophysiognomik, biophysikalische Therapie- und Diagnoseverfahren, orthomolekulare Therapie, Elektrotherapie, manuelle Wirbelsäulentherapie sowie Psychotherapie.
Im GRÄFE UND UNZER VERLAG sind von ihm bereits mehrere sehr erfolgreiche Ratgeber über Schüßler-Salze erschienen.

Ein Wort zuvor

Vor wenigen Jahren hätte es niemand für möglich gehalten, dass die Schüßler-Salze einen derartigen Erfolg erleben, wie es heute der Fall ist. Hunderttausende von Menschen haben sich dieser einzigartigen Heilweise zugewandt, sind begeistert und haben die Biochemie und ihre Anwendung für Gesundheit und Wohlbefinden schätzen gelernt. Die Schüßler-Salze stellen in der Tat einen unglaublichen Heilmittelschatz dar und sind ideal für die Selbstbehandlung verschiedener, im Alltag häufig auftretender Beschwerden geeignet.

Im Rahmen meiner jahrelangen Erfahrung als Heilpraktiker habe ich festgestellt, dass es eine fantastische Möglichkeit gibt, den Erfolg mit den Salzen noch zu steigern: mit biochemischen Kuren. Damit ist die mehrwöchige Einnahme der Salze nach einem bestimmten, in der Praxis erprobten Schema gemeint, um chronische oder immer wiederkehrende Beschwerden nachhaltig zu bessern oder ganz zu beheben.

Sie müssen übrigens nicht krank sein, um sich mit einer biochemischen Kur etwas Gutes zu tun. Kuren mit Schüßler-Salzen bieten sich auch an, wenn es nur darum geht, sich ein persönliches Wohlfühlprogramm zusammenzustellen. So tanken Sie neue Energie und kommen wieder ins Lot.

Die Praxis hat mich außerdem gelehrt, dass neben den Schüßler-Salzen oft noch andere begleitende Maßnahmen nützlich sind, um Körper, Seele und Geist wieder ins Gleichgewicht zu bringen und neue Kräfte zu mobilisieren. Auch aus dieser Erkenntnis heraus sind die biochemischen Kuren als Gesamtpakete entstanden. Diese kombinieren die Schüßler-Salze mit verschiedenen Begleitmethoden, die Sie ganz einfach selbst anwenden können, beispielsweise Helmel-Übungen, Wasserpunktur und Wasserfalleffekt, ansteigende Fußbäder oder Tees und Frischpflanzensäfte.

Finden Sie also mithilfe dieses Buches Ihre persönliche Kur, um gesund zu werden und gesund zu bleiben!

Günther H. Heepen

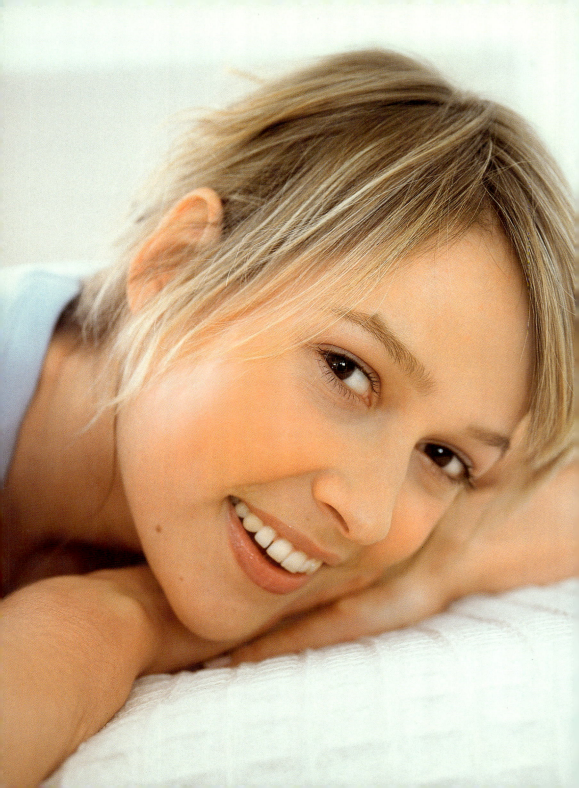

Gesund bleiben,
sich wohl fühlen

Gesundheit und Wohlbefinden stehen für viele Menschen an erster Stelle. Doch wie lässt sich die Gesundheit erhalten oder bei Krankheit wiedererlangen? Mein Erfolgsrezept heißt: Schüßler-Salze. Das sind Mineralsalze, die Ihre Gesundheit stärken, die Ihnen Kraft und Wohlbefinden verleihen und bei vielen Beschwerden helfen. In diesem Kapitel erfahren Sie nicht nur, wie die Salze wirken und was sie leisten, sondern auch, was Kuren mit Schüßler-Salzen sind.

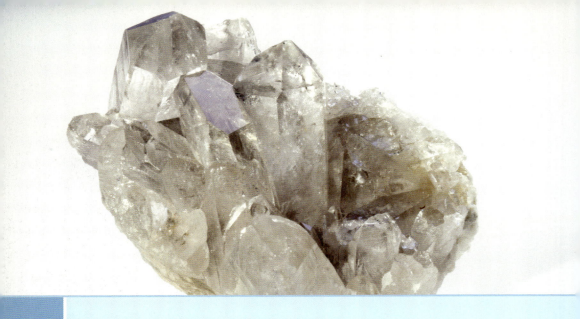

Lebenswichtige Mineralsalze

Die Schüßler-Therapie ist eine einzigartige Mineralsalztherapie, die in der zweiten Hälfte des 19. Jahrhunderts von Dr. Wilhelm Heinrich Schüßler (1821–1898) entwickelt wurde. Der Oldenburger Arzt war seiner Zeit weit voraus, als er erkannte, dass viele Erkrankungen auf eine Störung des Mineralstoffhaushalts im Körper zurückzuführen und durch systematische Zufuhr von Mineralsalzen zu heilen sind. Bahnbrechend war Dr. Schüßlers Entdeckung, dass homöopathisch aufbereitete Mineralsalze (Seite 10) im Körper mehr bewirken als grobstoffliche: Sie führen dem Organismus zum einen winzige Salzteilchen zu, die für viele Funktionen unerlässlich sind. Zum anderen – und hier unterscheidet sich die Schüßler-Therapie von allen anderen Mineralsalztherapien – lösen sie im Körper Heilreaktionen aus. Beide Funktionen ergeben das Prinzip der »Biochemie«, wie Dr. Schüßler sein Heilverfahren nannte (griechisch *bios* = Leben; *Chemie* = die Wissenschaft der Elemente). Seine Heilmittel, die Mineralsalze, bezeichnete Dr. Schüßler als Funktionsmittel, um auszudrücken, dass sie die normale Funktion gestörter Organe wiederherstellen können.

Was sind Schüßler-Salze?

Schüßler-Salze können Funktionen im Organismus nicht nur wiederherstellen, sondern sie auch aufrecht erhalten, beschleunigen oder verlangsamen. Für das einwandfreie Zusammenspiel verschiedener Mechanismen im Körper kristallisierten sich nach jahrelangen Forschungsarbeiten Dr. Schüßlers zwölf Heilsalze heraus. Ich bezeichne sie als Basissalze, weil es daneben noch zwölf Ergänzungssalze gibt (Seite 40). Mit diesen zwölf Salzen entwickelte Dr. Schüßler eine beachtenswerte und genau durchdachte Methode, um den Mineralstoffhaushalt im Körper auf sanfte Weise wieder ins Lot zu bringen. Dass dies funktioniert, erlebe ich täglich in meiner Praxis. Nehmen wir als einfaches Beispiel den Schnupfen: Hier ist der Sekrethaushalt der Schleimhäute gestört. Das Mineralsalz Natrium chloratum (Seite 32) behebt dieses Problem, indem es den Sekretfluss verringert; der Schnupfen klingt ab. In gleicher Weise werden auch den anderen Salzen typische Funktionsmerkmale zugeordnet.

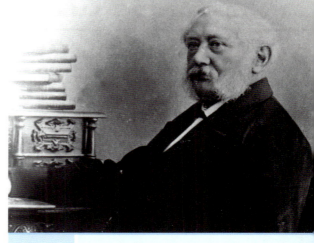

› Dr. Wilhelm Heinrich Schüßler – nach ihm sind die Mineralsalze benannt.

KUREN MIT SCHÜSSLER-SALZEN

Der Begriff »Schüßler-Salze« ist inzwischen vielen Menschen geläufig. Weniger bekannt ist, dass es auch Kuren mit Schüßler-Salzen gibt, die ich vor Jahren aus meiner praktischen Erfahrung heraus entwickelt habe. Es handelt sich hierbei um verschiedene Kombinationen von Salzen, die über mehrere Wochen angewandt werden. Mit ihnen lassen sich vor allem häufig wiederkehrende Beschwerden effektiv und nachhaltig behandeln. Gleichzeitig können Sie mit den Kuren Ihren Körper stärken. Um den Erfolg zu steigern, können Sie die Kur mit begleitenden Maßnahmen verbinden – mit bewährten Hausmitteln und Naturheilverfahren, die fast alle hervorragend zur Selbstanwendung geeignet sind.

Wie die Salze hergestellt werden

Schüßler-Salze werden nach dem Gesetz der Homöopathie hergestellt. Der Begriff stammt aus dem Griechischen (*homoio* = gleich, ähnlich; *pathia* = Krankheit) und bezeichnet eine Heilmethode, die der deutsche Arzt Dr. Samuel Hahnemann (1755–1843) Ende des 18. Jahrhunderts entdeckt und beschrieben hat. Das Heilverfahren basiert auf der Ähnlichkeitsregel: »Ähnliches möge mit Ähnlichem geheilt werden.« Das bedeutet, dass ein Stoff bei einem kranken Menschen genau die Symptome heilen kann, die er bei einem Gesunden auslösen würde.

Bei der Herstellung homöopathischer Mittel wird der Ausgangsstoff – eine pflanzliche, tierische oder mineralische Ursubstanz – rhythmisch verdünnt. Feste Ausgangsstoffe wie Mineralsalze werden mit Milchzucker verrieben und flüssige Ausgangsstoffe mit einem Alkohol-Wasser-Gemisch verschüttelt. Diesen rhythmischen Herstellungsprozess nennt man Potenzierung, da die Substanz durch jeden Verreibungs- beziehungsweise Verschüttelungsgang an Kraft (Potenz) zunimmt.

Die Verdünnung oder Verreibung in Zehnerschritten bezeichnet man als Dezimalpotenz. Sie ist mit einem »D« hinter dem Namen des Mittels gekennzeichnet. Die Potenz D1 besagt, dass ein Teil der Ursubstanz mit neun Teilen Trägerstoff verrieben oder verschüttelt wurde. Diese Potenz wird auf dieselbe Weise weiter verdünnt; so entsteht als Nächstes die Potenz D2, dann D3 und so weiter. Die Verdünnung können Sie an der Zahl hinter dem »D« erkennen; sie gibt die Anzahl der Nullen an. D2 bedeutet demnach eine Verdünnung im Verhältnis 1:100. Schüßler-Salze werden in der Regel in den Potenzen D6 und D12 angewandt. Gelegentlich verwendet man auch die dritte Dezimalpotenz (D3). Doch auch nicht potenzierte Mineralsalze wie Kochsalzspülungen bei chronischem Schnupfen (Seite 64) sowie Dampfbäder oder Inhalationen mit Salzen sind Anwendungen im Sinne Dr. Schüßlers.

Wie die Salze eingenommen werden

Bei den Schüßler-Salzen ist die Aufnahme des Wirkstoffes über die Mundschleimhaut eine wichtige Voraussetzung für die volle Entfaltung der Heilwirkung. Dr. Schüßler hat bewusst diese Einnahmeform gewählt. Seinen Patienten

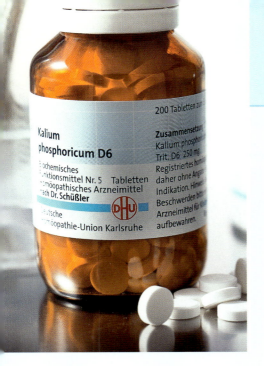

SO BEKOMMEN SIE DAS RICHTIGE MITTEL

Schüßler-Salze sind in Deutschland und Österreich nur in Apotheken erhältlich; in der Schweiz gibt es sie auch in Reformhäusern und Drogerien. Verlangen Sie in der Apotheke zum Beispiel »Schüßler-Salz Nr. 3 Ferrum phosphoricum D12« – dann erhalten Sie auf jeden Fall das richtige Funktionsmittel. Wichtig ist, die entsprechende Potenz anzugeben, da die Salze üblicherweise in drei Potenzen zur Verfügung stehen. Es gibt jedoch für jedes Salz eine Regelpotenz – das ist die von Schüßler empfohlene und hauptsächlich verordnete Potenz. Nachfolgend finden Sie zu jedem der zwölf Funktionsmittel Dr. Schüßlers die Regelpotenz angegeben.

- Nr. 1 Calcium fluoratum D12
- Nr. 2 Calcium phosphoricum D6
- Nr. 3 Ferrum phosphoricum D12
- Nr. 4 Kalium chloratum D6
- Nr. 5 Kalium phosphoricum D6
- Nr. 6 Kalium sulfuricum D6
- Nr. 7 Magnesium phosphoricum D6
- Nr. 8 Natrium chloratum D6
- Nr. 9 Natrium phosphoricum D6
- Nr. 10 Natrium sulfuricum D6
- Nr. 11 Silicea D12
- Nr. 12 Calcium sulfuricum D6

trug er auf, die mit Milchzucker verriebenen Salze in Wasser aufzulösen und jeden Schluck einige Sekunden im Mund zu belassen, bis der Wirkstoff völlig aufgenommen sei.
Nach Dr. Schüßlers Tod wurden die Salze aus praktischen Gründen in Tablettenform gepresst. Wenn Sie diese im Mund zergehen lassen, wird das fein aufgeschlossene Salz nach dem Prinzip Dr. Schüßlers von der Mundschleimhaut aufgenommen und gelangt so über den Kapillarkreislauf – den Kreislauf der winzigen Haargefäße – in die verschiedenen Organe mit ihren Zellen, also dorthin, wo es wirken soll.

Einnahme bei akuten Beschwerden

Bei akuten Beschwerden, zum Beispiel bei Übelkeit oder einer beginnenden Rachenentzündung, ist es wichtig, die Tabletten anfangs häufig zu nehmen, etwa alle fünf Minuten eine Tablette. Das führt schnell zum Erfolg, vor allem, wenn Sie schon bei den allerersten Anzeichen von Beschwerden mit der Einnahme beginnen: Bereits nach ein bis zwei Stunden kann ein Behandlungserfolg eintreten. Bei Nachlassen der Symptome genügt dann eine reduzierte Dosis, also stündlich, zweistündlich und später dreimal täglich eine Tablette.

> Lassen Sie die Tabletten langsam im Mund zergehen. So gelangen die Salze am schnellsten dorthin, wo sie wirken sollen.

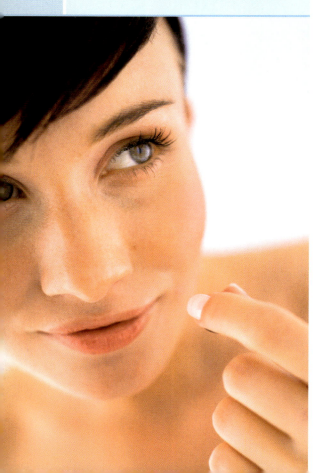

Einnahme bei chronischen Erkrankungen

Chronische Erkrankungen, wie zum Beispiel eine Gelenkerkrankung oder Magenschleimhautentzündung, sind meist im Lauf von Monaten oder Jahren entstanden. Manchmal sind sie auch die Folge einer akuten Erkrankung, die nicht ausgeheilt ist. Hier ist die Regeldosierung angezeigt und ausreichend: Sie gilt immer dann, wenn keine andere Dosierung angegeben ist.

Kommen mehrere Salze in Frage, wie etwa bei einer Kur mit Schüßler-Salzen, setzen Sie die Regeldosierung praktisch so um: Ein Salz nehmen Sie im Lauf des Vormittags, eines im Lauf des Nachmittags und das dritte im Lauf des Abends ein. Mehr als drei Salze gleichzeitig über den Tag verteilt einzunehmen ist nur in wenigen Fällen sinnvoll. Sofern es Ihnen dennoch notwendig erscheint, sollten Sie das möglichst mit einem biochemisch arbeitenden Arzt oder Heilpraktiker besprechen.

Die Heiße Sieben

Neben der beschriebenen Einnahmeform gibt es eine spezielle Anwendungsmöglichkeit: Man löst die Tabletten in heißem Wasser auf. Diese Anwendungsform hat sich insbesondere für die Nr. 7 Magnesium phosphoricum D6 durchgesetzt – daher der Name »Heiße Sieben«. Die Nr. 7 ist das krampf- und schmerzstillende Mittel der Biochemie. In heißem Wasser aufgelöst, regt das Salz die Durchblutung der Mundschleimhaut an, die Schleimhautporen öffnen sich, und der Tablettenwirkstoff gelangt rasch ins Blut und in die einzelnen Nerven- und Muskelzellen. Auf diese Weise wirkt das Salz schneller, was bei heftigen Beschwerden auf jeden Fall wünschenswert ist.

Später ist aus dieser speziellen Zubereitung der so genannte biochemische Cocktail, auch »Schüßler-Drink« genannt, entstanden. Hier werden nach dem Muster der Heißen Sieben eines oder mehrere Salze in Wasser aufgelöst und über den Tag verteilt getrunken. Das Wasser darf dabei kalt werden.

RICHTIG DOSIEREN

> Bei akuten Beschwerden nehmen Erwachsene und Kinder über 12 Jahren alle 5 bis 15 Minuten eine Tablette. Kinder unter 12 Jahren nehmen ein- bis zweistündlich eine Tablette. Für Säuglinge sollten Sie die Tabletten in etwas Wasser auflösen und den Brei auf die Lippen streichen. Auch stillende Mütter können die Tabletten einnehmen (Dosierung dann wie für Erwachsene) – über die Muttermilch erhält das Kind das Schüßler-Salz.

> Bei chronischen Erkrankungen gilt die Regeldosierung: Erwachsene und Kinder über 12 Jahren nehmen drei- bis sechsmal täglich ein bis zwei Tabletten, Kinder unter 12 Jahren drei- bis viermal täglich eine Tablette. Für Säuglinge gelten dieselben Einnahmeempfehlungen wie oben. Generell gilt die Regeldosierung auch für Kuren mit Schüßler-Salzen. Beachten Sie aber bitte die genaueren Dosierungsanleitungen bei den individuellen Kuren auf Seite 45 und bei den Kurpaketen ab Seite 63.

INFO

HEISSE SIEBEN UND SCHÜSSLER-DRINK

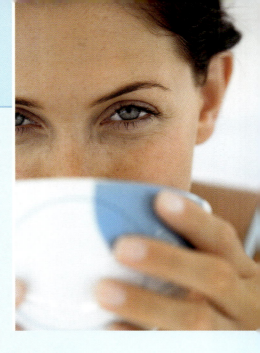

> Die Heiße Sieben ist schnell und einfach herzustellen: Für Erwachsene zehn Tabletten, für Kinder fünf Tabletten in heißem Wasser auflösen. Die Lösung langsam und schluckweise trinken, das heißt, jeden Schluck gut einspeicheln. Bei akuten Beschwerden wie Bauch-, Kopf-, Muskel- oder Gliederschmerzen kann man das Ganze ein- bis zweimal im Abstand von einer halben Stunde wiederholen, falls die Beschwerden sich noch nicht gebessert haben. Wichtig: Bei unklaren Schmerzen sollten Sie unbedingt einen Arzt oder Heilpraktiker konsultieren.

> Bei der Zubereitung eines Schüßler-Drinks gehen Sie genauso vor. Sie können mehrere Salze morgens miteinander in einer kleinen Flasche mischen und in abgekochtem Wasser auflösen. Das Wasser muss nicht mehr heiß sein, wenn Sie es trinken. Den »biochemischen Cocktail« sollten Sie vielmehr über den Tag verteilt zu sich nehmen. Sie trinken ihn ja, wenn keine akuten Beschwerden vorliegen. Immer wieder einen Schluck nehmen, sodass die Flasche am Abend geleert ist. Wichtig ist, die Flasche vor jedem Gebrauch kräftig zu schütteln.

Dauer der Einnahme

Generell sollten Sie die Tabletten so lange einnehmen, bis sich Ihre Beschwerden bessern. Bei frühzeitiger Einnahme kann dies bei akuten Beschwerden schon nach einigen Stunden der Fall sein. Bei chronischen Beschwerden kann die Behandlung mehrere Monate dauern: Je länger die Erkrankung besteht, desto länger dauert im Normalfall die Behandlung. Es gibt aber auch hier Ausnahmen; selbst langwierige Krankheiten können schon nach wenigen Wochen ausgeheilt sein. Wenn Sie eine der ab Seite 63 beschriebenen Kuren anwenden, richten Sie sich nach der jeweils dort angegebenen Behandlungsdauer. Bei Bedarf können Sie die Kur nach einer zwei- bis vierwöchigen Pause wiederholen.

BITTE BEI DER EINNAHME BEACHTEN!

Schüßler-Salze sind zwar frei von Nebenwirkungen, doch sollten Sie bei der Einnahme einige wichtige Punkte berücksichtigen.

› Wie bei allen sanften Heilverfahren sind auch bei den Schüßler-Salzen die Grenzen der Selbstbehandlung unbedingt zu beachten. Sollte sich bei harmlos erscheinenden akuten Beschwerden innerhalb von ein bis zwei Tagen keine Tendenz zur Besserung zeigen, lassen Sie sie von Ihrem Arzt oder Heilpraktiker diagnostisch abklären. Wenn Sie heftige Beschwerden haben oder sich über bestimmte Symptome im Unklaren sind, verzichten Sie bitte von vornherein auf eine Selbstbehandlung und suchen Sie umgehend Ihren Arzt oder Heilpraktiker auf.

› Laktose-Intoleranz-Patienten sollten die Heiße Sieben nicht mehrere Male nacheinander anwenden. Tabletten, die man einzeln und in Abständen von Minuten oder Stunden im Mund zergehen lässt oder in Wasser auflöst, von dem man immer wieder einen Schluck nimmt, verursachen dagegen keine Beschwerden. Denn eine Laktose-Intoleranz-Reaktion tritt erst im Dünndarm auf, und zwar ab einer Tablettenmenge, die deutlich höher ist als die übliche Dosierung (mindestens 50 Tabletten auf einmal).

› Menschen mit einem empfindlichen Magen sollten die Heiße Sieben ebenfalls nicht mehrmals nacheinander trinken; sonst könnten Symptome wie Magenbrennen, Magendruck oder Sodbrennen auftreten.

› Bei Allergie auf Milchzucker, Weizenstärke und andere Hilfsstoffe sollten Sie sich bei Ihrem Arzt, Heilpraktiker oder Apotheker informieren, ob Sie die Salze, in denen Milchzucker als Trägermittel enthalten ist, bedenkenlos einnehmen können. Falls nicht, können Sie die Schüßler-Salze als Globuli (Streukügelchen aus Rohrzucker) oder als alkoholische Tropfen einnehmen (Seite 17).

› Homöopathische Tropfen enthalten Alkohol und kommen daher für Kinder und Menschen, die Alkohol nicht vertragen, als Ersatz für die Tabletten nicht in Frage.

› Nierenkranke, die aus schulmedizinischer Sicht keine grobstofflichen Mineralsalze einnehmen dürfen, können die homöopathisch aufbereiteten Schüßler-Salze in den üblichen Dosierungen (Seite 13) anwenden.

Behandlung mit Salben

Neben Tabletten stehen Ihnen auch Salben der Nr. 1 bis 12 für die äußerliche Anwendung zur Verfügung. Die Behandlung mit Salben hat sich unterstützend (bei leichten Beschwerden auch ausschließlich) bei Muskel-, Gelenk-, Haut- und Knochenerkrankungen bewährt. Bei akuten Beschwerden sollten Sie die jeweilige Salbe in den ersten Stunden öfters dünn auftragen, zum Beispiel stündlich und später zwei- bis dreimal täglich. Bei chronischen Beschwerden und Kuren kann ein Salbenumschlag (Seite 68) sehr hilfreich sein: Tragen Sie reichlich Salbe auf die Haut auf und legen Sie einen Verband darüber; dieser muss einmal täglich gewechselt werden. Sollte ein Salbenumschlag schwierig anzuwenden sein – zum Beispiel bei bestimmten Gelenkbeschwerden –, tut es auch das mehrmalige Einreiben.

Stehen Ihnen im Bedarfsfall – beispielsweise nach einem Insektenstich – keine Salben zur Verfügung, können Sie alternativ auch Tabletten zur äußerlichen Anwendung einsetzen: Lösen Sie die Tabletten in etwas Wasser zu einem Brei auf, streichen Sie diesen auf die zu behandelnde Stelle und fixieren Sie ihn gegebenenfalls mit etwas Verbandmull.

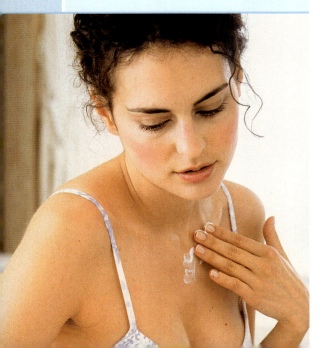

Schüßler-Salben können die Wirkung der Tabletten in vielen Fällen unterstützen.

Frei von Neben- und Wechselwirkungen

Bei der Behandlung mit Schüßler-Salzen hat man bislang keine Nebenwirkungen festgestellt, nicht einmal Erstverschlimmerungen, wie sie aus der Homöopathie bekannt sind. Wenn Sie allerdings ungewöhnlich viele Tabletten innerhalb kurzer Zeit einnehmen (mehr als 50), kann der in den Tabletten als Trägerstoff enthaltene Milchzucker abführend wirken.

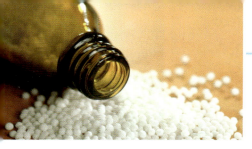

FRAGEN AUS DER PRAXIS – TEIL 1

Die folgenden Fragen zum Kauf und zur Anwendung von Schüßler-Salzen werden von Patienten oft gestellt. Weitere Fragen und Antworten finden Sie auf Seite 39.

> **Ist es empfehlenswert, Schüßler-Salze anstatt in der Apotheke übers Internet zu beziehen?**
>
> Ich rate davon ab. Wollen Sie sichergehen, dass die Schüßler-Salze nach den Richtlinien des Homöopathischen Arzneibuchs hergestellt sind, so kaufen Sie diese in der Apotheke. Nur dann haben Sie die Garantie, potenzierte und einwandfreie Schüßler-Salze zu erhalten.

> **Worin besteht der Unterschied zwischen homöopathischen Mitteln und Schüßler-Salzen?**
>
> Sind Name und Potenz eines homöopathischen Mittels mit dem Schüßler-Salz identisch, handelt es sich um ein und dasselbe. Homöopathische Mittel werden meistens in Tropfen- oder Globuliform abgegeben, allerdings gibt es auch Tabletten. Ein anderer Unterschied ist, dass homöopathische Mittel Einzelanfertigungen sind und deshalb in der Regel etwas teurer sind als Schüßler-Salze. Bevorzugen Sie Tropfen oder Globuli, dann verlangen Sie in der Apotheke bitte nicht das Schüßler-Salz Nr. XY, sondern nennen nur Namen und Potenz, also zum Beispiel: Ferrum phosphoricum D12 als Tropfen.

> **Was müssen Diabetiker bei der Einnahme beachten?**
>
> Wird die übliche und in diesem Ratgeber empfohlene Dosierung verwendet, müssen Diabetiker bei der Einnahme der Salze nichts weiter beachten. Zur Information: 1 Tablette eines Schüßler-Salzes zu 250 mg entspricht 0,021 BE (Broteinheiten), 48 Tabletten entsprechen 1 BE.

> **Können Schüßler-Salze in der Schwangerschaft bedenkenlos angewendet werden?**
>
> Während der Schwangerschaft gibt es keine Einschränkungen bei der Einnahme und Dosierung. Die Schüßler-Salze können so eingenommen werden, wie auf Seite 13 angegeben.

LEBENSWICHTIGE MINERALSALZE

Kuren mit Schüßler-Salzen – für Gesundheit und Wohlbefinden

Schüßler-Salze werden nicht nur bei akuten und chronischen Beschwerden eingesetzt, sondern auch zur Behandlung von konstitutionellen Schwächen und zur Stärkung des Körpers als kurmäßige Anwendung. Außerdem bietet Ihnen eine Kur mit Schüßler-Salzen eine ausgezeichnete Möglichkeit, etwas für Ihr allgemeines Wohlbefinden zu tun und Ihre körperlich-geistig-seelische Vitalität zu verbessern.

Aus den Steckbriefen der zwölf Salze ab Seite 20 erfahren Sie, bei welchen Beschwerden Sie welches Salz anwenden können und wie es wirkt. Bei akuten oder chronischen Beschwerden haben Sie immer die Möglichkeit, diese mit einem einzelnen ausgewählten Salz zu behandeln.

› Eine Kur mit Schüßler-Salzen ist nicht nur bei chronischen Beschwerden sinnvoll. Sie können damit auch viel für Ihr allgemeines Wohlbefinden tun.

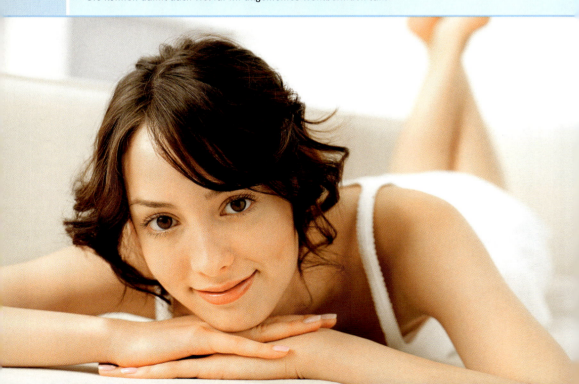

Kuren mit Schüßler-Salzen dagegen sind spezielle Gesundheitspakete, die noch mehr bieten: Es handelt sich um sinnvolle Kombinationen von Salzen, die mit unterstützenden Möglichkeiten für die Selbstbehandlung und Behandlungsmöglichkeiten in der Praxis ergänzt werden. Das heißt, es werden vielerlei verschiedene Aspekte, die für die Gesundheit von Bedeutung sind, in die Behandlung einbezogen. Schwächen und Anfälligkeiten lassen sich auf diese Weise intensiv und nachhaltig, aber auch präventiv behandeln.

Und so finden Sie die passende Kur mit Schüßler-Salzen für sich heraus: Sie stellen sich entweder eine individuelle Kur anhand der Checkliste ab Seite 46 selbst zusammen und ergänzen sie mit sinnvollen Begleitmaßnahmen (ab Seite 64, »Was Sie sonst noch tun können«). Oder Sie wählen eines der fertigen Kurpakete ab Seite 63, die ich aufgrund meiner langjährigen praktischen Erfahrung als Heilpraktiker für meine Patienten ausgearbeitet habe.

Wie sich eine Kur von der üblichen Anwendung unterscheidet

Eine Kur mit Schüßler-Salzen ist im Gegensatz zur üblichen Anwendung von Vorteil, wenn Sie im Sinne einer ganzheitlichen Behandlung Ihre Schwächen und immer wiederkehrenden Störungen grundlegend beeinflussen und ausheilen möchten.

Nehmen wir beispielsweise an, Sie haben immer wieder Probleme mit der Verdauung. Zwar halfen Ihnen bei Verdauungsbeschwerden bisher bestimmte Schüßler-Salze, doch kehren die Beschwerden in Abständen immer wieder. Bei den Kurpaketen für den Verdauungstrakt (ab Seite 74) erfahren Sie, was Sie neben der Einnahme der Salze noch alles tun können, um das betroffene Körpersystem zu stabilisieren und nachhaltig zu stärken: Bei chronischem Durchfall zum Beispiel hilft die Einnahme von Kaffeekohle, bei Verstopfung ein regelmäßiger Darmeinlauf. Bei Darmpilzen empfiehlt sich die Umstellung auf eine stoffwechselfördernde Ernährung. Und bei Blähungen und Völlegefühl verschafft eine Teezubereitung mit Wermutkraut und Tausendgüldenkraut Linderung.

Genau hier liegt der besondere Vorteil einer biochemischen Kur: Sie beziehen mehrere für die Gesundheit wichtige Aspekte in Ihre Behandlung ein, um nachhaltige Besserung und Heilung gestörter Organsysteme zu erreichen.

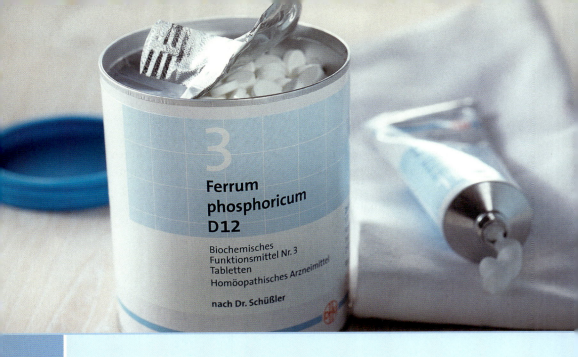

Zwölf Salze, zwölf Salben

Auf den folgenden Seiten erfahren Sie alles Wissenswerte über die zwölf Schüßler-Salze und -Salben. Lesen Sie die Steckbriefe bitte sorgfältig, denn sie enthalten wichtige Informationen über die Einsatzmöglichkeiten der Salze und Salben bei Krankheiten und fürs allgemeine Wohlbefinden.
Was die biochemischen Salben anbelangt, so können sie unterstützend zu den Salzen unmittelbar am Erkrankungsort aufgetragen werden. Bei Beschwerden der Haut oder Gelenke reichen sie meiner Erfahrung nach sogar oft allein aus.

Nr. 1 Calcium fluoratum D12 (Kalziumfluorid)

Kalziumfluorid ist ein Salz, das im Hautgewebe, in Bändern, Sehnen, Knochen und Zähnen vorkommt und dort für Festigkeit und Stabilität sorgt. Im Zahnschmelz schützt es zudem vor Karies. In der Biochemie bezeichnet man dieses

Nr. 1 Calcium fluoratum D12

Salz als Keratolytikum, abgeleitet von Keratin – das ist ein Hornstoff, der sich in allen Hornsubstanzen, also in Haut, Haaren und Nägeln, befindet. Wird zu viel Keratin in der Haut gebildet, ist eine übermäßige Stärke der Hornschicht durch vermehrte Hornbildung auffällig. Auch bei Hautpilzerkrankungen und Schuppenflechte in Haut und Nägeln ist eine übermäßige Hornstoffproduktion auffällig. Nr. 1 Calcium fluoratum D12 wirkt regulierend bei derartigen Störungen. Das Salz kann erschlafftes Gewebe stabilisieren und verhärtetem Gewebe wie etwa Narben mehr Elastizität verleihen. Generell festigt Kalziumfluorid das Knochengewebe und den Zahnschmelz.

Hier hilft Calcium fluoratum

- **Gefäße:** Hämorrhoiden; Besenreiservenen; Krampfadern und venöse Stauungen im Sommer (»dicke Beine«)
- **Gelenke und Knochen:** Arthrotisch veränderte Gelenke (»Gelenkabnutzung«, die mit Verhärtung einhergeht); Knochenerweichung; Knochenschwund (Osteoporose); Exostosen (zapfenartige Knochenauswüchse); Fersensporn; Überbein (gutartiges, gallertartiges Gebilde an Gelenken und Sehnen)
- **Haut und Nägel:** Verhärtete Narben; erschlaffte, faltige und trocken-rissige Haut mit Borken; Schwangerschaftsstreifen; übermäßige Hornhaut, auch in Verbindung mit Schuppenflechte oder Hautpilzen; Schrunden; Warzen; mitesserartige verhornte Knötchen im Gesicht; hornartige Papeln an Beinen und Armen; Nagel- und Nagelbettveränderungen (Hebung der Nagelplatte bei Nagelpilzen); Ekzeme nach einer Strahlenbehandlung
- **Weitere Anwendungsbereiche:** Harte Knötchen der Schleimhäute (bitte ärztlich abklären lassen!) wie bei chronischer Kehlkopfentzündung (»Sängerknötchen«); chronische Rachenentzündung; verhärtete Lymphknoten nach einer Erkältung (bitte ärztlich abklären lassen!); Muskelverhärtung (Muskelhartspann – bitte ärztlich abklären lassen!); Schilddrüsenüberfunktion (unterstützend zur ärztlichen Behandlung); Zahnkaries (vorbeugende Wirkung)

Hier hilft die Calcium-fluoratum-Salbe

- **Gefäße:** Erweiterung des Venengewebes wie nichtentzündliche Krampfadern, Besenreiservenen und erbsengroße Hämorrhoidalknötchen (bitte ärztlich abklären lassen!); verhärtete Lymphknoten, zum Beispiel nach Infekten (bitte ärztlich abklären lassen!); Verhärtung der Brustdrüse nach einer Entzündung, zum Beispiel ausgelöst durch Stillen

▶ **Haut und Nägel:** Verhärtetes Narbengewebe; Erschlaffung von Gewebe und Faltenbildung (auch Silicea-Salbe); Schwangerschaftsstreifen oder Hautstreifen nach Anwendung von Cortisonsalbe; Hautfalten am Bauch nach einer Abmagerungskur; harte Warzen; eingekapselte Hautverhärtungen nach Unfällen, Biss- oder Stichwunden; Analekzeme; Hornhaut an Füßen und Händen; rissige und schrundige Haut; Fettgeschwülste; Verdickungen und Wachstumsstörungen von Finger- und Zehennägeln; Nagelpilze

▶ **Weitere Anwendungsbereiche:** Durch Arteriosklerose bedingtes Ohrensausen (die Salbe mehrmals täglich hinter den Ohrmuscheln auf dem Knochenvorsprung unter dem Ohrläppchen einmassieren); arthrotisch veränderte Gelenke (»Verschleiß«); Bänder- und Sehnenschwäche; Organsenkungen; Schilddrüsenkropf (unterstützend zur ärztlichen Behandlung)

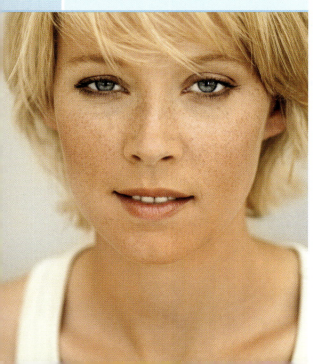

Ein blasser Teint kann auf einen Kalziumphosphat-Mangel im Körper hindeuten.

Nr. 2 Calcium phosphoricum D6 (Kalziumphosphat)

Kalziumphosphat ist in allen Zellen enthalten, am meisten jedoch in den Knochen. Deshalb gilt Nr. 2 Calcium phosphoricum D6 als Knochensalz. Es fördert das Wachstum und die Entwicklung und stärkt generell den Organismus. Aus diesem Grund wird es nach allen Erkrankungen eingesetzt, die den Körper stark schwächen und an den Kräften zehren.
Dr. Schüßler prägte für Calcium phosphoricum den Begriff des »Restaurationsmittels«, da es nicht nur auf alle Gewebe – zum Beispiel Muskel-, Schleimhaut-, Haut- und

Nr. 2 Calcium phosphoricum D6

Knochengewebe – aufbauend und stärkend einwirkt, sondern auch die Neubildung von Zellen fördert. Anämische Blässe ist ein charakteristisches Zeichen, wenn es dem Körper an diesem Salz mangelt. Calcium phosphoricum wirkt nicht nur kräftigend, sondern auch dämpfend bei übersteigerten Reaktionen. Aus diesem Grund wird es bei Krämpfen, Unruhe und Schmerzen empfohlen.

Hier hilft Calcium phosphoricum

- **Gelenke und Knochen:** Flüssigkeitsansammlungen in den Schleimbeuteln des Kniegelenks (unterstützend zur ärztlichen Behandlung); zu lange offene Schädelnähte (Fontanellen) bei Säuglingen; Förderung des Zusammenwachsens der Bruchenden nach Knochenbrüchen; Knochenerkrankungen allgemein; Wachstumsschmerzen bei Kindern, meist nachts oder nach Bewegung, vorwiegend in den Beinen
- **Muskulatur:** Muskelkrämpfe und Schmerzen, wenn der Betroffene blass aussieht oder wenn die Krämpfe von Kribbeln, Taubheits- und Kältegefühl begleitet sind
- **Zähne:** Verzögerte Knochen- und Zahnbildung im Kindesalter; Zahnungsbeschwerden und Zahnungskrämpfe bei Kindern
- **Weitere Anwendungsbereiche:** Übersteigerte Stoffwechselvorgänge, auffällig durch schnelle Ermüdung schon nach wenig Bewegung; Hauterkrankungen mit eiweißartigen Absonderungen; Stärkung des Körpers nach schwächenden Krankheiten; Nervosität; Neurasthenie (nervliche Schwäche, Kraftlosigkeit, Erschöpfungs- und Unruhezustände) bei Kindern und Erwachsenen; Appetitlosigkeit und Magerkeit

Hier hilft die Calcium-phosphoricum-Salbe

- **Gelenke und Knochen:** Kapsel- und Bänderschwäche (auch Calcium-fluoratum-Salbe); schwach ausgeprägtes Knochengewebe, vor allem bei Kindern, die sich schlecht entwickeln und wachsen; Knick- und Senkfuß; Förderung des Zusammenwachsens der Bruchenden nach Knochenbrüchen; Schmerzen an alten Knochenbrüchen; Wachstumsschmerzen bei Kindern; Rückenschmerzen (Wirbelsäulenprobleme)
- **Haut und Schleimhäute:** Hautbeschwerden wie chronische Hautausschläge mit weißlich-gelben Krusten; partielle Schweißneigung, zum Beispiel im Nacken; Neigung zu Schleimhautkatarrhen, zum Beispiel Augenbindehautent-

zündung oder Nasenkatarrh (die Salbe dünn auf die geschlossenen Lider auftragen beziehungsweise in der Nase mittels eines Wattestäbchens einmassieren – über Nacht nur dünn auftragen)
> **Weitere Anwendungsbereiche:** Kopfschmerzen bei Kindern nach Anstrengung, zum Beispiel in der Schule (die Salbe zwischen den Schulterblättern einreiben); Gelenkerguss und Knochenhautentzündung infolge eines Unfalls (unterstützend zur ärztlichen Behandlung)

Nr. 3 Ferrum phosphoricum D12 (Eisenphosphat)

Ferrum phosphoricum ist das biochemische Salz für alle akuten, also plötzlich auftretenden und heftigen Beschwerden. Es steigert die Leistung des körpereigenen Immunsystems, da es für die Funktion der Fresszellen von Bedeutung ist. Außerdem ist Eisen im Körper daran beteiligt, Giftstoffe von Bakterien zu beseitigen. Wissenschaftlich bestätigt ist, dass Eisen bei infektiösen Erkrankungen eine Schlüsselrolle spielt und das biochemische Eisenphosphat die Eisenverteilung im Körper so reguliert, wie es für Immunaufgaben erforderlich und effektiv ist. Es ist an der Sauerstoffaufnahme und am Sauerstofftransport im Organismus beteiligt und für die Energiegewinnung in der Zelle wichtig. Bei Sauerstoffmangelzuständen stagniert der Heilungsprozess im Bereich von Entzündungen; dies kann Ferrum phosphoricum regulieren. Ferrum phosphoricum ist nicht zuletzt das Salz für die Muskulatur des Bewegungsapparats und reguliert zudem die Tätigkeit der Darmmuskulatur.

Hier hilft Ferrum phosphoricum
> **Entzündungen:** Alle Entzündungen, zum Beispiel Erkältungskrankheiten wie Schnupfen, trockener Husten, Hals- und Rachenentzündung; Magen-Darmschleimhaut-Entzündungen; Hautentzündungen im Anfangsstadium, generell alles, was mit Rötung einhergeht; Mittelohrentzündung; entzündlich bedingte Zahnschmerzen; Durchfall aufgrund von Schleimhautreizungen oder -entzündungen
> **Weitere Anwendungsbereiche:** Verletzungen; Verbrennungen; Verstopfung bei Darmschwäche; Haarwachstumsstörungen; Konzentrationsschwäche; Störungen des Eisenstoffwechsels; Blutandrang zum Kopf; Hitzewallungen;

allgemeine Erschöpfung; akute rheumatische Attacken (als Erstmittel anwenden)

Hier hilft die Ferrum-phosphoricum-Salbe

- **Verletzungen:** Akute Verletzungen wie Schnittverletzungen, Quetschungen, Verstauchungen, Prellungen, Insektenstiche, Sonnenbrand (sofort messerrückendick auftragen), Blutergüsse und Hautabschürfungen; Verbrennungen ersten Grades (Rötung ohne Brandblase)
- **Weitere Anwendungsbereiche:** Hautausschläge, wenn die Haut gerötet ist; Überanstrengung der Augen (auf die geschlossenen Lider auftragen); leichtes Herzklopfen, zum Beispiel bei Aufregung (Salbe in der Herzgegend einmassieren); Zahnschmerzen, zum Beispiel nach einem Zahnarztbesuch (mehrmals täglich auf der Wange auftragen)

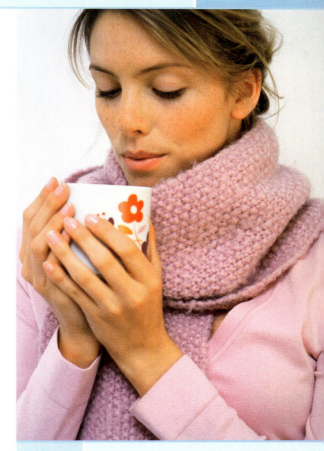

> Mit Ferrum phosphoricum bekommen Sie Infekte schneller in den Griff.

Nr. 4 Kalium chloratum D6 (Kaliumchlorid)

Kalium chloratum reguliert die Ausscheidung von Wasser und fördert den Ab- und Umbau von Eiweißen und Kohlenhydraten, die mit der Nahrung aufgenommen werden. Deshalb ist es ein wichtiges Salz bei Stoffwechselstörungen und unterstützt Entschlackungskuren zusammen mit Natrium phosphoricum, Natrium sulfuricum und Kalium phosphoricum. Es fördert die Herztätigkeit und reguliert vor allem den Herzrhythmus. Für die Funktion von Magen und

Darm ist Kaliumchlorid unentbehrlich. Insbesondere aber ist es das Haut- und Schleimhautmittel der Biochemie. Deshalb hilft es bei Entzündungen der Schleimhaut und bei Hautausschlägen, vor allem, wenn weißliche Beläge vorhanden sind.

Hier hilft Kalium chloratum

- **Entzündungen:** Haut- und Schleimhautentzündungen bei Erkältungskrankheiten, wie zum Beispiel Hals- und Rachenentzündung oder Husten; Magen-Darmschleimhaut-Entzündung; Sehnenscheidenentzündung; chronische Blasenentzündung; entzündliche Hautschwellungen mit Rötung (auch Ferrum phosphoricum)
- **Weitere Anwendungsbereiche:** Über- und Untersäuerung des Magens; Mundschleimhautgeschwüre (Aphten); Störungen der Blutzusammensetzung (»dickes Blut«); Fettunverträglichkeit; Knacken oder Krachen im Ohr bei Tubenkatarrh, auch mit Schwerhörigkeit; weiche Lymphknotenschwellung nach Infekten (bitte ärztlich abklären lassen!); Hautausschläge (Flechten mit weißlicher Auflagerung oder weißer Schuppung); Cellulite; verstopfte Nase und Neigung zur Polypenbildung

Hier hilft die Kalium-chloratum-Salbe

- **Entzündungen:** Augenbindehautentzündung mit verklebten Lidern; Sehnenscheidenentzündung; Kniegelenksentzündung (unterstützend zur ärztlichen Behandlung), Schleimbeutelentzündung und Förderung der Heilung von Operationswunden (wenn die akute Phase abgeklungen ist)
- **Haut:** Hautausschläge mit hellen, weißlichen, harten Krusten und Auflagerungen (sieht aus wie mit Mehl bestäubt); Hauterkrankungen mit Bläschenbildung und Juckreiz; Hautausschläge, die nach einer Impfung auftreten; Hühneraugen und weiche Warzen; Störungen der Wundheilung nach Verletzungen, wenn die Wunde zu langsam verschorft oder zu langsam abheilt (die Salbe fördert die Vernarbung)
- **Weitere Anwendungsbereiche:** Durchblutungsstörungen der Extremitäten (kalte Hände und Füße); Stockschnupfen mit eingedicktem, weißlichem Sekret (als Nasensalbe anwenden; nachts nur wenig Salbe auftragen); Schorfbildung in der Nase; Stirn- und Nebenhöhlenkatarrh (auf Stirn und Wangen auftragen)

Nr. 5 Kalium phosphoricum D6 (Kaliumphosphat)

Kaliumphosphat ist das wichtigste Mittel in der Biochemie, da es Körper, Geist und Seele stärkt. Dr. Schüßler hat dieses Salz verordnet, wenn das Gefühl der Niedergeschlagenheit – der Depression – vorhanden war, und nannte neben der seelischen auch eine geistige und körperliche Depression. Damit meinte er einen Schwächezustand nach geistiger Beanspruchung, zum Beispiel Lernen, oder nach körperlicher Anstrengung, zum Beispiel Hausputz. Er verordnete Kalium phosphoricum auch mit großem Erfolg bei Beschwerden wie Ängstlichkeit, Argwohn, Schreckhaftigkeit, Verstimmung, Weinerlichkeit, Zaghaftigkeit, Agoraphobie (Platzangst), Heimweh, Nervenschwäche, Gedächtnisschwäche und Schmerzen. Kalium phosphoricum stärkt auch den Herzmuskel: Es verbessert die Herztätigkeit, vor allem, wenn der Puls verlangsamt ist. Nicht zuletzt ist es als stoffwechselaktivierendes Salz bei Entschlackungskuren geeignet.

> Nicht nur nach körperlicher, sondern auch nach geistiger Anstrengung sorgt Kalium phosphoricum für rasche Erholung, bei Kindern zum Beispiel nach dem Lernen.

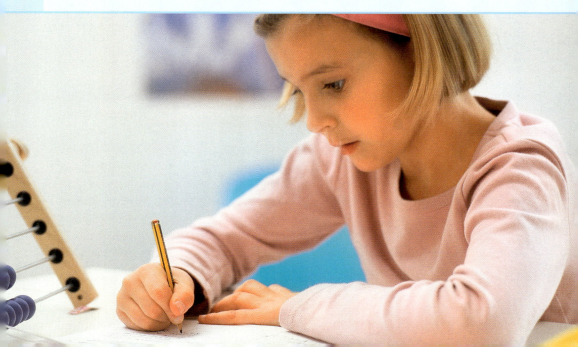

Hier hilft Kalium phosphoricum

- **Depression:** Geistige, körperliche oder nervliche Erschöpfung; Verstimmungszustände; Erschöpfungsdepression nach psychischer, körperlicher oder geistiger Verausgabung oder Belastung; Gedächtnisschwäche
- **Nervöse Beschwerden:** Nervosität, Ruhelosigkeit und Reizbarkeit; nervöse Schwäche; Konzentrationsstörungen; Schlafstörungen wegen kreisender Gedanken (auch Magnesium phosphoricum)
- **Weitere Anwendungsbereiche:** Vorübergehende Herzmuskelschwäche (bitte ärztlich abklären lassen!); Fäulnisprozesse im Darm mit Blähungen; nervöse Durchfälle; Regulation des Kaliumstoffwechsels; Mundschleimhautentzündungen und andere Schleimhautreizungen; Schmerzen und Krämpfe, wenn diese auf einer Störung des Kalium- und Phosphatstoffwechsels beruhen (bitte ärztlich abklären lassen!)

Hier hilft die Kalium-phosphoricum-Salbe

- **Muskulatur:** Muskelschwäche; Krampfzustände der Muskulatur durch Schwäche oder mit nachfolgender Schwäche; Überanstrengung der Wadenmuskulatur; Schreibkrämpfe; leichte Schwäche des Herzmuskels
- **Weitere Anwendungsbereiche:** Nervöse Herzbeschwerden; schlecht heilende und eitrige Entzündungen der Haut, zum Beispiel eitriger Nagelumlauf (unterstützend); Nesselausschlag; kreisförmiger Haarausfall; Nervenschmerzen

Nr. 6 Kalium sulfuricum D6 (Kaliumsulfat)

Kalium sulfuricum ist an der Übertragung des eingeatmeten Sauerstoffs auf alle Zellen, die Eisen und Kaliumsulfat enthalten, beteiligt. Bei einem Mangel an Kaliumsulfat können folgende Symptome entstehen: Gefühl der Schwere und Mattigkeit, Kältegefühl, Herzklopfen, Ängstlichkeit, Traurigkeit, Zahn-, Kopf- und Gliederschmerzen sowie Hautabschuppungen. Da Kaliumsulfat natürlich im Lebergewebe vorkommt, ist es unterstützend bei Lebererkrankungen und Funktionsschwäche dieses Organs hilfreich. Das Salz verbessert die Sauerstoffaufnahme von Zellen und Gewebe und fördert Stoffwechselprozesse, bei denen Sauerstoff benötigt wird, zum Beispiel bei der Energiegewinnung in der Zelle, wo Verbrennungsprozesse ablaufen. Wie alle Schwefelsalze koppelt sich Kalium sulfuricum an Giftstoffe und schleust sie so aus dem Körper.

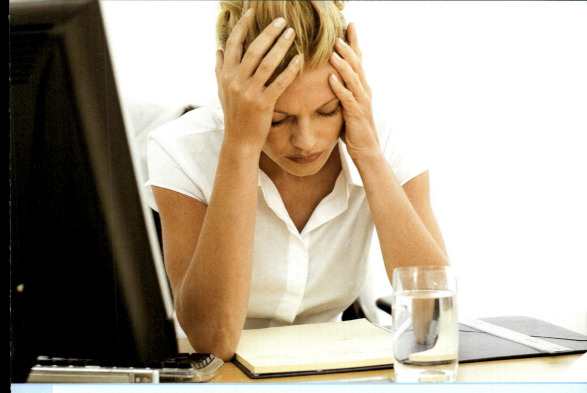

> Fehlt es dem Körper an Kaliumsulfat, kann ein Gefühl von Schwere und Mattigkeit, aber auch Herzklopfen und Ängstlichkeit die Folge sein.

Hier hilft Kalium sulfuricum

- **Haut und Schleimhäute:** Chronische Hauterkrankungen; Hautausschläge; chronische Schleimhauterkrankungen wie chronischer Schnupfen, chronische Bronchitis, chronische Bindehautentzündung, insbesondere wenn sie mit gelb-schleimigem Sekret auftreten; chronische Magen-Darmschleimhaut-Erkrankungen, zum Beispiel Magenkatarrh (erkennbar durch eine chronisch gelblich belegte Zunge)
- **Weitere Anwendungsbereiche:** Mittelohrentzündung; Kehlkopfkatarrh; generell alle chronischen Katarrhe; Störungen des Haarwachstums; Zahnschmerzen; Kopfschmerzen; Gliederschmerzen; Nagelwachstumsstörungen; Gefühl der Schwere und Mattigkeit; Kältegefühl; Herzklopfen (bitte ärztlich abklären lassen!) bei Aufregung, Ängstlichkeit und Traurigkeit; wandernde rheumatische Schmerzen in den Gelenken; Funktionsschwäche oder Erkrankung der Leber (bitte ärztlich abklären lassen!)

Hier hilft die Kalium-sulfuricum-Salbe

> **Haut und Schleimhäute:** Unreine Haut und Akne; Hautausschläge mit Eiterbläschen; generell chronische Hauterkrankungen wie Neurodermitis und allergische Ekzeme; trockene und harte, brennende Haut; Hautschuppung mit Juckreiz; eitriger Schnupfen mit dick-gelblichem Sekret (als Nasensalbe mittels eines Wattestäbchens leicht in die Nasengänge einmassieren); Nebenhöhleneiterungen; chronische Augenbindehautentzündung und Lidrandentzündung
> **Weitere Anwendungsbereiche:** Rheumatisch bedingte Schmerzen im Bereich von Nacken und Rücken sowie Gliederschmerzen; Stärkung der Leberfunktion (siehe Leberwickel, Seite 73)

Nr. 7 Magnesium phosphoricum D6 (Magnesiumphosphat)

Magnesiumphosphat ist das wichtigste Mittel bei Schmerzen und Krämpfen. Es wirkt krampflösend und schmerzstillend und verlangsamt die Reizweiterleitung vom Nerv zum Muskel. Krämpfe können in der Skelettmuskulatur (Wadenkrämpfe) ebenso vorkommen wie in den Muskeln der Hohlorgane, zum Beispiel in Magen und Darm, in Harnröhre und Harnleiter oder in Gallenblase und Gallengängen (Koliken). Die krampflösende Eigenschaft von Magnesiumphosphat ist gleichzeitig auch eine schmerzstillende und entspannende, da die ablaufenden Mechanismen ähnlich sind. Magnesiumsalze haben im Organismus eine herausragende Bedeutung, denn sie sind an über 300 enzymabhängigen Reaktionen beteiligt.

Hier hilft Magnesium phosphoricum

> **Muskulatur:** Muskelkrämpfe wie Wadenkrämpfe; Muskelverspannung; Muskelkater; Muskelhartspann; Magen- und Darmkrämpfe; Augen-Tic (nervöses Lidzucken); Periodenschmerzen (Gebärmutterkrämpfe); Schluchzen (Krampf des Zwerchfellmuskels); Krämpfe der Atemmuskulatur bei Bronchialasthma
> **Schmerzen:** Neuralgische Schmerzen; Muskelschmerzen; Rückenschmerzen; Zahnschmerzen; Gesichtsschmerzen; Gliederschmerzen

Nr. 7 Magnesium phosphoricum D6

> **Weitere Anwendungsbereiche:**
> Krampfhusten, Reiz- und Kitzelhusten, Krämpfe während des Zahndurchbruchs bei Kindern; Erregungszustände und dadurch bedingte Einschlafstörungen; kindliche Hyperaktivität; Unruhe; Aufregung; Beklemmungsgefühle

Hier hilft die Magnesium-phosphoricum-Salbe

> **Muskulatur:** Muskuläre Verspannung und Krämpfe verschiedenster Art wie Magen- und Darmkrämpfe oder Wadenkrämpfe; nervöses Zittern der Gliedmaßen; vorübergehend auftretende Lidkrämpfe; Koliken

> **Schmerzen:** Nervenschmerzen (Neuralgien), vor allem reißende, schießende, stechende und krampfartige Schmerzen; nächtlich auftretende Armschmerzen mit Kribbeln; Ischiasschmerzen; Gesichts- und Kopfschmerzen, die vom Nacken aufsteigen, mit wechselnden und bohrenden Nervenschmerzen; Migräne

> **Weitere Anwendungsbereiche:**
> Juckreiz der Haut, zum Beispiel bei Altershaut, Schuppenflechte oder Neurodermitis; krampfartige Schmerzen im Brustbereich (bitte ärztlich abklären lassen!) infolge von Erregung (die Salbe beruhigt die Herznerven und wirkt sich entspannend auf die Herzkranzgefäße aus)

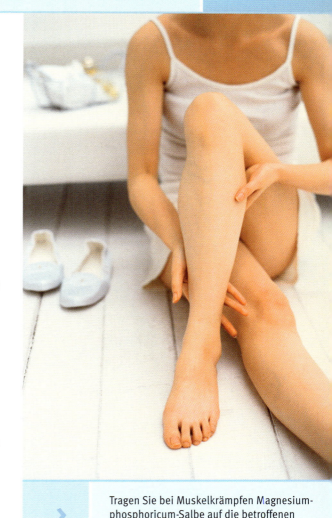

> Tragen Sie bei Muskelkrämpfen Magnesium-phosphoricum-Salbe auf die betroffenen Stellen – etwa die Waden – auf.

Nr. 8 Natrium chloratum D6 (Natriumchlorid, Kochsalz)

Eine Funktionsstörung der Kochsalzmoleküle hat nach Dr. Schüßler Störungen der Zellteilung mangels genügend Flüssigkeit in der Zelle zur Folge. Die Flüssigkeit findet sich vermehrt in den Zellzwischenräumen oder Gewebehöhlen, was sich in Anschwellungen (Ödemen) äußert und zu einem wässrig-gedunsenen Aussehen führen kann. Bei einer Störung im Salzhaushalt kann es außerdem zu Frieren, allgemeinem Kältegefühl, Schwäche, Müdigkeit und dem Verlangen nach Salzigem kommen. Die Schleim- und Schweißabsonderung ist zu gering. Ein wesentliches Merkmal ist Trockenheit, beispielsweise erkennbar an einem trockenen Mund, trockenen Augen oder trocken aussehendem Stuhlgang (Schleimmangel im Darm) sowie Trockenheit der Haut. Auch zu viel Flüssigkeitsabsonderung kann ein Zeichen einer natriumchloridbedingten Störung sein. Dies äußert sich in Tränen- und Speichelfluss, wässrigem Durchfall, Fließschnupfen oder Hautbläschen mit wasserhellem Inhalt. Natrium chloratum ist ein Regulator für den Flüssigkeitshaushalt.

Hier hilft Natrium chloratum

› **Haut und Schleimhäute:** Hautschwellungen (Ödeme); Hautausschläge mit Bläschen und wässriger Füllung; trockene Haut; Insektenstiche; wund machende Sekrete der Schleimhäute; akuter Fließschnupfen; Erbrechen von wässrigem Schleim; Magenkatarrh mit Schleimerbrechen; wässriger Durchfall; Tränen- und Speichelfluss; verringerte Schleimabsonderung mit Trockenheit der Augenbindehäute, auch mit dem Gefühl von Sand im Auge; trockener Mund, Rachen und Nase; Verstopfung bei trocken aussehendem Stuhl

› **Weitere Anwendungsbereiche:** Gelenkbeschwerden mit Knacken mangels Gelenkflüssigkeit; allgemeiner Kräfteverfall; Depression mit Weinerlichkeit

Hier hilft die Natrium-chloratum-Salbe

› **Haut und Schleimhäute:** Hautschwellungen (Ödeme); trockene Haut; Brennen auf der Haut, zum Beispiel durch Tränen oder Nasensekret; Hautausschläge und Bläschenbildung mit hell-wässrigem Inhalt; schwere Akne und hartnäckige Mitesser; Hautausschläge, die durch vermehrte Talgabsonderung auftreten; weiß-schuppige Hautpilze; Insektenstiche, die sich durch heftige

Schwellungen äußern (bitte ärztlich abklären lassen!); rissige und trockene Lippen; Gürtelrose (unterstützend zur ärztlichen Behandlung) und Lippenbläschen; eitriger Nagelumlauf (unterstützend zur ärztlichen Behandlung); Fließschnupfen (zur Unterstützung der Tabletten die Salbe mittels eines Wattestäbchens in die Nasengänge einmassieren; nachts die Salbe nur gering auftragen); Aftereinrisse (auch Ferrum-phosphoricum-Salbe)

Nr. 9 Natrium phosphoricum D6 (Natriumphosphat)

Natriumphosphat ist das Heilmittel bei allen Krankheiten, die mit einer Störung von Säuren im Körper zusammenhängen. So können unter anderem Fettsäuren, Harnsäure, Magensäure und Gallensäuren überschüssig vorhanden sein. Dieses Salz hilft, Säure in ihre Bestandteile zu zerlegen, sie zu neutralisieren und somit für den Körper unbelastend zu machen. Zu Beschwerden, die mit einer gestörten Säurebildung zu tun haben, zählen Störungen der Fettverdauung, Gelenkbeschwerden, die mit vermehrtem Auftreten von Harnsäure zusammenhängen (Gicht), vermehrte Magensäure (zum Beispiel Magenübersäuerung und Sodbrennen) und Unverträglichkeit von Milchsäure. Auch Ausscheidungen, die sauer riechen, zeigen eine Störung dieser Art an; dazu zählen saures Aufstoßen, sauer riechendes Erbrochenes und sauer riechende Durchfälle. Natrium phosphoricum ist generell das Salz, das den Stoffwechsel reguliert, das heißt den Umbau von Nahrungsstoffen zu körperlich verwertbaren Stoffen regelt.

Hier hilft Natrium phosphoricum

- **Verdauungstrakt:** Saures Aufstoßen; saures Erbrechen; gelblich-grünliche Durchfälle mit Bauchschmerzen; Verdauungsstörungen allgemein; Verdauungsprobleme nach dem Verzehr von fettreicher Nahrung; Verdauungsbeschwerden, die nach Milchgenuss auftreten, vor allem bei Kindern, die mit Kuhmilch gefüttert werden; Sodbrennen; Roemheld-Syndrom (Blähungen und Atemnot infolge eines aufgetriebenen Körpers, Herzstechen durch Kompression der Lunge)
- **Weitere Anwendungsbereiche:** Akne, vor allem bei fettiger Haut; Störungen des Fettstoffwechsels (Übergewicht); Entzündungen der Blase und ableiten-

den Harnwege; Störungen des Harnsäurestoffwechsels mit Gichtbeschwerden; Gelenkerkrankungen allgemein; Muskelkater (zusammen mit Nr. 3 Ferrum phosphoricum D12)

Hier hilft die Natrium-phosphoricum-Salbe
> **Haut:** Fettige, großporige und unreine Haut; Akne mit honiggelben Pusteln; Hühneraugen; Hautgeschwüre mit dunkelgelben Absonderungen (bitte ärztlich abklären lassen!); Milchschorf
> **Weitere Anwendungsbereiche:** Gicht und rheumatische Beschwerden an Gelenken; Lymphknotenschwellungen nach Infekten im Bereich der Achseln (bitte ärztlich abklären lassen!); Brustdrüsenentzündung

Nr. 10 Natrium sulfuricum D6 (Natriumsulfat)

Die Wirkung des Natriumsulfats ist laut Dr. Schüßler der des Natriumchlorids entgegengesetzt. Natriumchlorid zieht Wasser an, das im Organismus verwertet werden soll; Natriumsulfat dagegen schafft überschüssige Flüssigkeit aus dem Körper heraus. Diese Eigenschaft macht Natrium sulfuricum zum wichtigsten Ausscheidungsmittel der Biochemie. Das Salz hilft auch bei allen Störungen der Sekretabsonderung von Verdauungsorganen; dazu zählen Bauchspeicheldrüse, Gallenblase sowie Dünn- und Dickdarm. Aus diesem Grund gilt Natrium sulfuricum auch als Regulator der Verdauung. Es reguliert die Funktion der Leber und der Gallenblase, wodurch sich die Verdauungsleistung erhöht. Natrium sulfuricum hilft auch bei aggressiven Entzündungen, es besitzt eine entzündungshemmende Wirkung.

Hier hilft Natrium sulfuricum
> **Haut:** Hautschwellungen (Ödeme); Wasseransammlungen in den Unterschenkeln (meist bei Frauen mit Venenschwäche im Sommer); Hautbläschen mit gelblicher Flüssigkeit; nässende Hautausschläge; starke Akne mit fettiger Haut; Kupferfinnen (Rosacea); Feigwarzen
> **Verdauung und Ausscheidung:** Verminderte oder vermehrte Sekretion von Gallensäuren (eines der Anzeichen für zu viele Gallensäuren im Blut ist, wenn das Augenweiß einen gelblichen Farbton hat); Blähungen; Verstopfung; Darmpilze (unterstützend zu einer Anti-Pilz-Behandlung; auch Kalium

Nr. 10 Natrium sulfuricum D6

phosphoricum); gelbliche Durchfälle; Durchfälle, die häufiger morgens auftreten; unwillkürlicher Harnabgang

> **Weitere Anwendungsbereiche:** Chronische Schleimhautkatarrhe; Katarrhe mit gelb-grünem Sekret; Grippe; Altersdiabetes (hilft neben den ärztlich verordneten Medikamenten gegen Diabetes-Begleitbeschwerden wie Müdigkeit, Infektanfälligkeit oder Juckreiz; auch Natrium phosphoricum); generell alle Störungen des Fettstoffwechsels (Übergewicht); rheumatische Beschwerden, die auftreten, wenn das Barometer fällt (Barometerrheumatismus); Depressionen nach Kopf- und Wirbelsäulenverletzungen und Neigung zur Melancholie (unterstützend zur ärztlichen Behandlung oder Psychotherapie)

Hier hilft die Natrium-sulfuricum-Salbe

> **Haut:** Frühjahrsdermatosen (Hautausschläge, die vorwiegend im Frühjahr immer wiederkehren); nässende Ekzeme; Hautblasen mit gelblich-wässrigem Inhalt; Hautausschläge mit gelblicher oder grünlicher Krustenbildung; Hautinfektionen mit Fieber (unterstützend zur ärztlichen Behandlung); Entzündungen der Kopfhaut und dadurch bedingter Haarausfall; Kupferfinnen (Rosacea); Frostbeulen; Hühneraugen

> **Verdauung:** Völlegefühl nach dem Essen; Magenschmerzen mit bitterem Geschmack (Salbe auf Unter- und Mittelbauch auftragen)

> **Weitere Anwendungsbereiche:** Unklare Nervenschmerzen, die auf Magnesium phosphoricum nicht reagieren

> Wenn Sie Probleme mit der Verdauung haben, ist Natrium sulfuricum das richtige Salz für Sie.

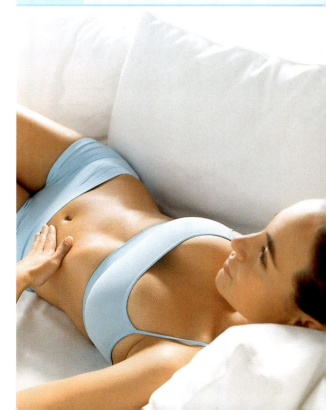

Nr. 11 Silicea D12 (Siliziumdioxid)

Silicea ist das biochemische Kosmetikum, weil es Haut, Haare, Bindegewebe sowie Finger- und Fußnägel stabilisiert. Es ist auch zur Stärkung von Gelenkknorpeln und Knochen geeignet. Dort kommt Silicea natürlich vor, es festigt die Knorpel- und Knochensubstanz und reguliert den Knochenkalzium-Stoffwechsel. Es fördert die Verwertung von Kalzium im Knochen und wird deshalb neben den Salzen Nr. 1, Nr. 2, Nr. 7 und Nr. 17 zur Osteoporosevorbeugung eingesetzt. Fehlt Silicea im Körper, zum Beispiel altersbedingt, kommt es zu Faltenbildung, brüchigen Nägeln, stumpfem Haar, trockener Haut und Gelenkbeschwerden. Auch Hautauschläge, Schuppenflechte, Bandscheibenschwäche, Haltungsschäden sowie Spreiz- und Senkfüße können mit einem Mangel an Silizium zusammenhängen. Silicea ist ebenso ein wichtiges Mittel bei allen Eiterungsprozessen. Es fördert die Immunabwehr, insbesondere die Tätigkeit der weißen Blutkörperchen, das heißt der Fresszellen (Phagozyten). Silicea wirkt außerdem festigend und elastisierend auf Bindegewebe und Blutgefäße. Laut einer Studie gibt es in Gegenden, in denen viel Silizium im Trinkwasser vorkommt, weniger Arteriosklerose.

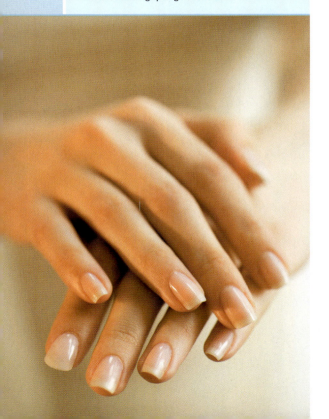

Silicea sorgt dafür, dass Haut und Nägel immer schön gepflegt aussehen.

Hier hilft Silicea

> **Haut und Nägel:** Trockene Haut; Hauteiterungen oder die Neigung dazu; Störungen der Wundheilung; Akne (vorwiegend an Stirn, Nacken und Rücken), Schuppenflechte; Nagelpilzerkrankungen, brüchige und schlecht wachsende Finger- und Zehennägel

Nr. 12 Calcium sulfuricum D6

> **Knochen:** Chronisch rheumatische Gelenkerkrankungen wie Arthrose oder Gicht (hier hilft auch Calcium fluoratum); Knochenhaut- und Sehnenscheidenentzündungen (auch Kalium chloratum und Kalium phosphoricum sind anwendbar); Entwicklungs- und Wachstumsstörungen des Knochengerüsts; Osteoporosevorbeugung

> **Weitere Anwendungsbereiche:** Schwund von Bindegewebe, gekennzeichnet durch Abmagerung; Aufbau- und Ernährungsstörungen des Körpers nach zehrenden Krankheiten; Abwehrschwäche mit häufigen grippalen Infekten; immer wiederkehrende Mittelohrentzündungen; außerdem ganz allgemein zur Entschlackung

Hier hilft die Silicea-Salbe

> **Gelenke:** Degenerative Gelenkprozesse durch Abnutzung des Knorpels (Arthrose); schmerzhafte Beschwerden an Gelenken (die Salbe zweimal täglich einmassieren)

> **Haut und Nägel:** Eiterungen der Haut wie Aknepusteln; schlaffe, dünne und faltige Haut; nässende Ekzeme vorwiegend der Füße und Hände; Hühneraugen; allgemein zur kosmetischen Hautpflege; entzündeter Nagelumlauf (unterstützend); brüchige und schlecht wachsende Finger- und Fußnägel

Nr. 12 Calcium sulfuricum D6 (Kalziumsulfat)

Calcium sulfuricum ist ein Salz, das Dr. Schüßler kurz vor seinem Tod wieder aus dem Heilmittelschatz herausnahm, da er dessen Wirkung nicht eindeutig klären konnte. Seine Nachfolger indes bestätigten die Wirkung von Kalziumsulfat bei bestimmten Erkrankungen in der Praxis und so steht es heute wieder auf der Liste der Schüßler-Salze.

Calcium sulfuricum fördert wie Natrium sulfuricum den abbauenden Stoffwechsel und damit die Ausscheidung von Schlackenstoffen. Es unterstützt durch seine austreibende Wirkung das Abklingen von Hauteiterungen, sofern eine Öffnung nach außen besteht. Entzündungshemmend wirkt Calcium sulfuricum auch bei chronischen Eiterungen der Nebenhöhlen und bei chronisch-rheumatischen Erkrankungen. Da alle Sulfatsalze die Ausscheidung und Entgiftung fördern, ist Kalziumsulfat nicht zuletzt zur Anregung und Stärkung der Leberfunktion geeignet.

ZWÖLF SALZE, ZWÖLF SALBEN

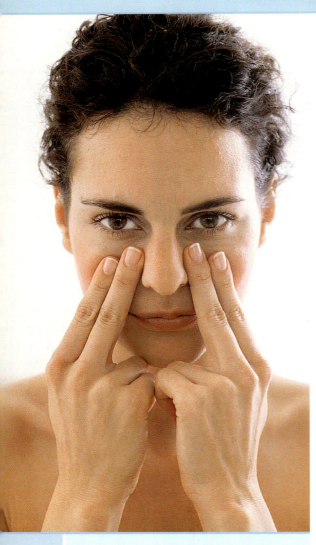

Bei chronischer Nebenhöhlenentzündung hilft Ihnen Calcium sulfuricum.

Hier hilft Calcium sulfuricum

> **Ausscheidung:** Generell zur Anregung der Ausscheidung von Schlackenstoffen, zum Beispiel im Rahmen einer Fasten- und Entschlackungskur

> **Entzündungen:** Chronische Nebenhöhlenentzündung und chronischer Schnupfen, vor allem, wenn der Sekretfluss gelblich-eitrig ist; Lymphknotenentzündung (unterstützend zur ärztlichen Behandlung); chronisch-rheumatische Gelenkentzündungen; chronische Blasenentzündung

> **Haut:** Hauteiterungen, die eine Öffnung nach außen haben, zum Beispiel das Gerstenkorn; eitrige Aknepusteln

> **Weitere Anwendungsbereiche:** Chronische Bronchitis (unterstützend zur ärztlichen Behandlung)

Hier hilft die Calcium-sulfuricum-Salbe

> **Entzündungen:** Chronische Gelenkerkrankungen (Gelenkentzündung, Gelenkabnutzung); chronische Stirn- und Nebenhöhlenentzündung

> **Weitere Anwendungsbereiche:** Hartnäckige Aknepusteln; hartnäckiger Husten (Salbe auf die Brust auftragen); Stockschnupfen (als Nasensalbe verwenden); Anregung des Lymphflusses

FRAGEN AUS DER PRAXIS – TEIL 2

Wie bereits auf Seite 17 werden auch hier Fragen aufgegriffen, die Patienten häufig zu Einnahme, Wirkweise und Eigenschaften von Schüßler-Salzen stellen.

Beeinflussen ätherische Öle oder Kaffee die Wirkung der Salze, wie man es aus der Homöopathie kennt?

Kaffee oder ätherische Öle beeinflussen die Wirkung der Schüßler-Salze nicht, auch wenn gelegentlich etwas anderes behauptet wird.

Gibt es Erstverschlimmerungen wie in der Homöopathie?

Erstreaktionen oder Erstverschlimmerungen, wie sie in der Homöopathie beschrieben werden, gibt es in der Biochemie nicht. Denn hier kommen keine Substanzen zum Einsatz, die in ihrer Urform toxisch sind, wie es teilweise bei den homöopathischen Einzelmitteln der Fall ist. Die Mineralsalze sind nichts Fremdes für unseren Organismus; sie kommen alle natürlich im Körper vor.

Woher weiß ich, ob ich das richtige Mittel gewählt habe?

Wurde das richtige Mittel gewählt, muss sich bei akuten Beschwerden innerhalb von zwei bis drei Tagen, bei chronischen Beschwerden innerhalb von vier bis sechs Wochen eine Tendenz zur Besserung oder ein Abklingen der Symptome zeigen. Sollte dies nicht der Fall sein, überprüfen Sie nochmals Ihre Mittelwahl. Beachten Sie, dass es auch Erkrankungen gibt, die aufgrund ihrer Schwere nicht ausschließlich mit Schüßler-Salzen behandelt werden können.

Schadet der Milchzucker in den Tabletten den Zähnen?

Bei regelmäßiger Zahnpflege schadet der in den Tabletten enthaltene Milchzucker den Zähnen nicht. Hier verhält es sich genauso wie bei allen Nahrungsmitteln, die Zucker enthalten.

Wie finde ich einen Schüßler-Salz-Therapeuten?

Der Biochemische Bund Deutschlands e. V. (Adresse Seite 121) hat eine Therapeutenliste erstellt, die gegen Einsendung eines als Normalbrief frankierten Rückumschlages angefordert werden kann. Die Therapeutenliste ist auch im Internet unter www.biochemie-net.de einzusehen.

ZWÖLF ERGÄNZUNGSMITTEL

Für die kurmäßige Behandlung mit Schüßler-Salzen reichen die zwölf Basissalze häufig aus. Darüber hinaus erwähne ich in diesem Ratgeber jedoch noch andere Salze, die Dr. Schüßlers Nachfolger in die Therapie eingeführt haben. Es handelt sich um die zwölf so genannten Ergänzungsmittel. Sie stehen in zwei Potenzen – D6 und D12 – zur Verfügung und werden üblicherweise in der Potenz D6 eingenommen. Hier sind die zwölf Ergänzungssalze und ihre Anwendungsbereiche kurz beschrieben.

ERGÄNZUNGSSALZE	ANWENDUNGSBEREICHE
Nr. 13 Kalium arsenicosum D6 (Kaliumarsenit)	Chronische Haut- und Schleimhautentzündungen; Beschwerden, die periodisch auftreten
Nr. 14 Kalium bromatum D6 (Kaliumbromid)	Haut- und Schleimhautentzündungen; Hustenreiz; Unruhe; psychische Erregung und Erschöpfung; Schlafstörungen
Nr. 15 Kalium jodatum D6 (Kaliumjodid)	Schilddrüsenfunktionsstörung; Fettleibigkeit; Bluthochdruck; chronische Gelenkerkrankungen (Arthrose); Entzündungen der Haut und der Schleimhäute; Abwehrschwäche
Nr. 16 Lithium chloratum D6 (Lithiumchlorid)	Gicht und Gelenkerkrankungen wie Arthrose; Abwehrschwäche; Depressionen; Hauterkrankungen
Nr. 17 Manganum sulfuricum D6 (Mangansulfat)	Allergien; Asthma; Bronchitis; Abwehrschwäche; Arthrose; Haut-, Haar- und Nagelerkrankungen; Osteoporose; Depressionen

ERGÄNZUNGSSALZE	ANWENDUNGSBEREICHE
Nr. 18 Calcium sulfuratum D6 (Kalziumsulfid)	Eitrige Entzündungen; Gelenkerkrankungen; Schwermetallbelastungen; Asthma; zur Entgiftung
Nr. 19 Cuprum arsenicosum D6 (Kupferarsenit)	Krämpfe; Gelenkerkrankungen; Haut- und Nagelerkrankungen; Erschöpfung; Schwäche; Abwehrschwäche, Appetitlosigkeit
Nr. 20 Kalium Aluminium sulfuricum D6 (Kaliumaluminiumsulfat, Alaun)	Haut- und Schleimhautentzündungen; Durchfall; Magen- und Darmbeschwerden; übermäßiges Schwitzen
Nr. 21 Zincum chloratum D6 (Zinkchlorid)	Abwehrschwäche; Diabetes; Hauterkrankungen; Haarausfall; nervliche Unruhe; Schlafstörungen
Nr. 22 Calcium carbonicum D6 (Kalziumcarbonat)	Allergien; Hauterkrankungen; Knochen- und Zahnerkrankungen; Krämpfe; Nervosität
Nr. 23 Natrium bicarbonicum D6 (Natriumbicarbonat, Natron, Natriumhydrogencarbonat)	Sodbrennen; Magenübersäuerung; Verdauungsstörungen; Störungen des Stoffwechsels; Juckreiz; Insektenstiche
Nr. 24 Arsenum jodatum D6 (Arsentrijodid)	Chronische Haut- und Schleimhautentzündungen; chronische Gelenkentzündungen; Funktionsstörungen der Schilddrüse

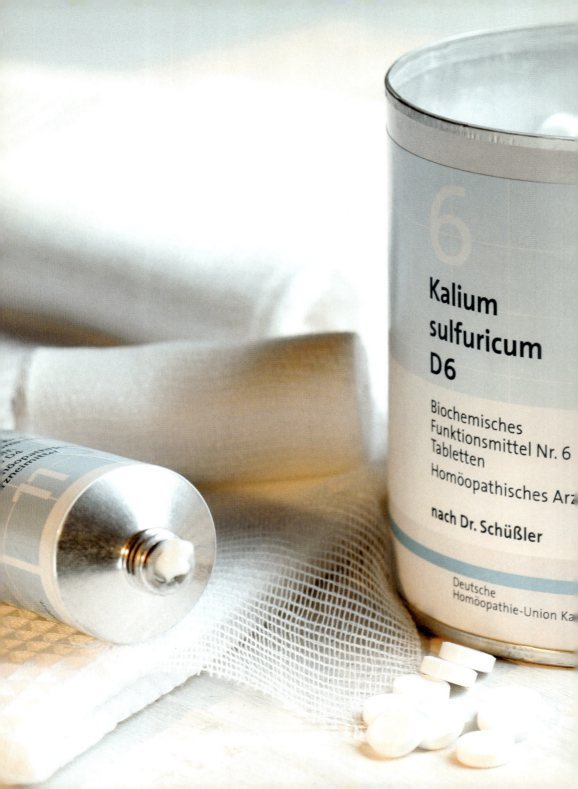

PRAXIS

Welche Salze
benötigt Ihr Körper?

Eine Kur mit Schüßler-Salzen können Sie sich ohne weiteres selbst zusammenstellen. Dazu sollten Sie als Erstes die Schwachstellen Ihres Körpers herausfinden, denn nach ihnen richtet sich die Auswahl der für Sie in Frage kommenden Salze. Eine ausführliche Checkliste hilft Ihnen dabei. In diesem Kapitel erfahren Sie darüber hinaus Wichtiges über die Bedeutung besonderer druckschmerzhafter Punkte des Körpers.

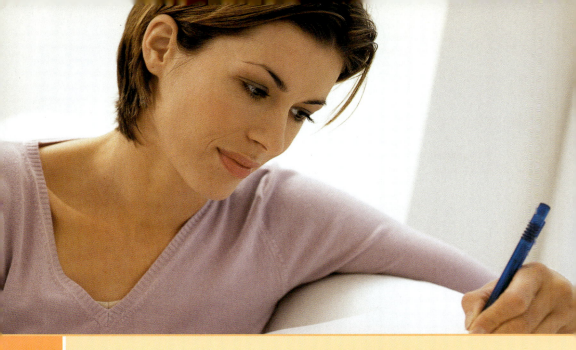

So stellen Sie sich Ihre Kur selbst zusammen

Um herauszufinden, welche Salze für Sie von Bedeutung sein könnten, müssen Sie zunächst wissen, wo Ihre gesundheitlichen Schwachpunkte liegen. Das ist für die weitere Vorgehensweise wichtig. Je genauer Sie Ihre Schwächen kennen, desto gezielter können Sie die Salze ausfindig machen, die Ihr Körper am meisten braucht. Da jedes der zwölf Schüßler-Salze charakteristische Eigenschaften hat, sollten Sie bei der Auswahl sorgfältig vorgehen, um genau das Richtige für Ihren Bedarf zu finden.

Checkliste zur Selbstanalyse

Die Checkliste auf den folgenden Seiten soll Ihnen beim Bestimmen der Salze behilflich sein. Hier finden Sie von Kopf bis Fuß alle wichtigen Beschwerden aufgelistet und daneben die passenden Schüßler-Salze genannt. Diese Checkliste hat nicht nur den Vorteil, dass Sie Ihre persönlichen Schwachpunkte besser kennen lernen. Sie werden auch schneller mit den Salzen und ihren Eigenschaften vertraut

Checkliste zur Selbstanalyse — PRAXIS

Lesen Sie die Checkliste bitte aufmerksam durch und kreuzen Sie alle Beschwerden an, die bei Ihnen immer wieder auftreten. Das sind Ihre besonderen Schwächen und Anfälligkeiten.

Drei bis vier Salze – drei bis zwölf Wochen

Wenn Sie die Checkliste durchgearbeitet haben, zählen Sie nach, wie viele Beschwerden beziehungsweise ihnen zugeordnete Salze Sie angekreuzt haben. Die drei bis vier Salze mit der höchsten Anzahl der Kreuze sind im Augenblick die wichtigsten für Sie. Sie bilden gewissermaßen das Grundgerüst für Ihre individuelle Kur. Das heißt, es ist nicht sinnvoll, mit mehr als drei oder höchstens vier Salzen einzusteigen (vgl. Seite 12). Stattdessen können Sie nach Abschluss der drei- bis zwölfwöchigen Kur gegebenenfalls eine weitere Kur anschließen. Das kann auch ein fertiges Kurpaket aus dem nächsten Kapitel (ab Seite 63) sein.

Individuelle Kur oder fertiges Kurpaket

Grundsätzlich haben Sie zwei Möglichkeiten, sich mit Schüßler-Kuren zu helfen: Entweder Sie gehen die Checkliste durch, um herauszufinden, wo Ihre Beschwerden liegen und welche Salze für Sie wichtig sind. Oder Sie wählen ein fertiges Kurpaket aus: Im nächsten Kapitel finden Sie ausgearbeitete und erfolgreiche Kurpakete für unterschiedliche Beschwerden von Kopf bis Fuß. Dort erfahren Sie auch, was Sie sonst noch für Ihre speziellen Schwachpunkte tun können. Es handelt sich um Begleitmaßnahmen, die sich in meiner Praxis bestens bewährt haben. Mit ihnen können Sie jede Kur – sei es eine individuell zusammengestellte oder ein fertiges Kurpaket – wirkungsvoll unterstützen.

DOSIERUNGSANLEITUNG

TIPP

- Kommen für Sie drei Salze in Frage, nehmen Sie das erste im Lauf des Vormittags, das zweite im Lauf des Nachmittags und das dritte im Lauf des Abends.
- Erscheint Ihnen ein viertes Salz für die Behandlung Ihrer Beschwerden unverzichtbar, nehmen Sie dieses entweder zusätzlich über den Tag verteilt oder abends, bevor Sie schlafen gehen.
- Nehmen Sie von jedem Salz drei bis sechs Tabletten ein.
- Diese Dosierungsanleitung gilt nur für die selbst zusammengestellte Kur. Bei den fertigen Kuren im nächsten und übernächsten Kapitel beachten Sie bitte die dort jeweils angegebene Dosierung.

VON DEN BESCHWERDEN ZU DEN SALZEN

Bitte gehen Sie die folgende Checkliste sorgfältig Punkt für Punkt durch und kreuzen Sie alle Beschwerden an, die bei Ihnen im Augenblick zutreffen oder die immer wieder auftreten. Ermitteln Sie dann zu jedem Salz die Summe der Kreuze. Am Ende der Checkliste (Seite 55) finden Sie eine Tabelle, in die Sie bei jedem Salz die jeweilige Summe eintragen können. Bitte beachten Sie: Wichtig sind vor allem die Salze, die als Erste genannt sind. Die Salze, die in Klammern stehen, sind dagegen von nachrangiger Bedeutung; bewerten Sie diese nur zur Hälfte.

KOPF UND HALS Symptom	Salz	trifft zu
Abwehrschwäche	Nr. 3, (Nr. 7, Nr. 11)	
Augenfältchen	Nr. 1, Nr. 11	
Augenweiß gelblich	Nr. 6, (Nr. 10)	
Augenwinkel innen schwärzlich verfärbt	Nr. 3	
Bindehautentzündung		
• akut	Nr. 3, Nr. 4	
• chronisch	Nr. 6	
• wenn die Augen trocken sind	Nr. 8	
• wenn das Sekret brennt	Nr. 8	
Erkältungskrankheiten, wenn Sie anfällig dafür sind	Nr. 3, (Nr. 4)	
Hals- und Rachenentzündung		
• chronisch	Nr. 6	
• wenn Sie anfällig dafür sind	Nr. 3, (Nr. 4)	
Katarrh mit gelb-grünlichem Sekret	Nr. 10	
Kehlkopfentzündung, chronisch	Nr. 1	
Kinn ist gerötet	Nr. 10	
Kopfschmerzen		
• allgemein	Nr. 6	
• wenn Sie nach einer Kopfschmerzattacke körperlich geschwächt sind	Nr. 5	
• wenn die Schmerzen durch Anstrengung, Erregung oder Unruhe bedingt sind	Nr. 7	
Mandeln sind häufig entzündet	Nr. 4, Nr. 9	

KOPF UND HALS Symptom	Salz	trifft zu
Migräne	Nr. 7	
Mittelohrentzündung		
• akut	Nr. 3, Nr. 4	
• chronisch	Nr. 6	
• wenn Sie anfällig dafür sind	Nr. 3, Nr. 11, (Nr. 4)	
Mund-, Nasen- und Rachenschleimhäute sind oft trocken	Nr. 8	
Mundgeruch	Nr. 5	
Mundschleimhautentzündung	Nr. 5	
Mundschleimhautgeschwüre (Aphthen)	Nr. 4	
Nasenspitze ist gerötet	Nr. 10	
Neben- und Stirnhöhlenentzündung		
• akut	Nr. 3, Nr. 4	
• chronisch	Nr. 6, (Nr. 12)	
Polypenbildung in der Nase, wenn Sie dazu neigen	Nr. 4	
Schleimhautentzündungen, generell und chronisch	Nr. 4, Nr. 10	
Schnupfen		
• chronisch mit gelb-grün-schleimigem Sekret	Nr. 6	
• wenn das Sekret brennt	Nr. 8	
• wässriger Fließschnupfen	Nr. 3, Nr. 8	
• Stockschnupfen	Nr. 4	
Starker Speichelfluss mit feuchter Aussprache	Nr. 8	
Tränende Augen, vor allem im Freien bei Wind	Nr. 8	
Tubenkatarrh, wenn Sie anfällig dafür sind	Nr. 4	
Zahnbetterkrankungen (Parodontose)	Nr. 1, Nr. 11	
Zahnkaries	Nr. 1	
Zahnschmerzen		
• akut	Nr. 7	
• chronisch	Nr. 6	
• mit auffallender Blässe im Gesicht	Nr. 2	
• mit Speichelfluss	Nr. 8	
• mit Entzündung	Nr. 3	
• während der Zahnung, verbunden mit Unruhe, Fieber, Krämpfen	Nr. 7	

KOPF UND HALS Symptom	Salz	trifft zu
Zunge • trocken und gerötet • gelb-braun belegt • weißlich belegt	Nr. 3, (Nr. 7) Nr. 6 Nr. 4	

BRUST Symptom	Salz	trifft zu
Auswurf • gelblich • weiß und schleimig	Nr. 6 Nr. 4	
Bronchialasthma	Nr. 5, Nr. 6, Nr. 7	
Bronchialkatarrh mit gelb-grünlichem Sekret	Nr. 10	
Bronchitis • akut • chronisch • wenn Sie anfällig dafür sind	Nr. 3 Nr. 6, (Nr. 12) Nr. 3, (Nr. 4)	
Brustdrüsen sind nach Entzündung verhärtet	Nr. 1	
Brustdrüsenentzündung	Nr. 9	
Husten • trockener Husten • Kitzel- und Reizhusten	Nr. 3 Nr. 7	

UNTERLEIB Symptom	Salz	trifft zu
Blasenentzündung	Nr. 3, Nr. 9, Nr. 12	
Blasenschwäche mit Bettnässen	Nr. 3	
Harnabgang geschieht unwillkürlich	Nr. 10	
Harnröhren- und Harnleiterentzündung	Nr. 3, Nr. 9, (Nr. 4)	
Menstruation • wenn sie schmerzhaft ist • wenn sie schmerzhaft und das Blut dick und klumpig ist	Nr. 7 Nr. 4	
Prostatabeschwerden mit Problemen beim Wasserlassen	Nr. 1, Nr. 5	

HAUT, HAARE UND NÄGEL Symptom	Salz	trifft zu
Akne		
• bei fettiger Haut	Nr. 9, Nr. 10	
• am ganzen Körper	Nr. 11	
• stark mit aggressiven Entzündungen	Nr. 10, (Nr. 3, Nr. 12)	
Cellulite	Nr. 4, Nr. 10	
Falten und schlaffe Haut	Nr. 1, Nr. 11	
Gesicht		
• bräunlich-gelblich verfärbt	Nr. 6	
• blässlich bis käsig	Nr. 2	
• aufgedunsen und großporig	Nr. 8, (Nr. 10)	
Haarausfall		
• diffus	Nr. 11	
• kreisrund	Nr. 5	
• nach Medikamenteneinnahme oder Impfung	Nr. 4	
Haarwachstumsstörungen		
• chronisch	Nr. 6	
• schlechtes Haarwachstum, brüchige Haare, Haarspliss	Nr. 3, Nr. 11	
Haut		
• trocken	Nr. 8	
• trocken, rissig, borkig und schrundig	Nr. 1, Nr. 8	
• fettig	Nr. 9	
Hautausschlag		
• chronisch	Nr. 6	
• chronisch mit aggressiver Rötung	Nr. 10	
• mit rötlichem Aussehen	Nr. 3	
• nässend	Nr. 10	
• mit eiweißartiger Absonderung	Nr. 2	
• wenn die Haut aussieht wie mit Mehl bestäubt	Nr. 4	

HAUT, HAARE UND NÄGEL Symptom	Salz	trifft zu
Hautbläschen		
• mit wässrigem Inhalt	Nr. 8	
• mit gelblicher Flüssigkeit	Nr. 10	
Hauteiterungen		
• wenn sie gehäuft auftreten	Nr. 11	
• mit Öffnung nach außen	Nr. 12	
Hautheilung verläuft allgemein schlecht	Nr. 11	
Hautpilze	Nr. 1, Nr. 8	
Hautschwellungen (Ödeme)		
• mit entzündlicher Rötung	Nr. 3, Nr. 4, Nr. 10	
• bei Venenschwäche	Nr. 10	
Hornhaut bildet sich übermäßig	Nr. 1	
Insektenstiche mit starker Schwellung und Juckreiz	Nr. 8	
Kupferfinnen (Rosacea)	Nr. 10	
Milchschorf	Nr. 9	
Mitesser		
• bei unreiner Haut	Nr. 8, Nr. 9	
• mit verhärteten Knötchen	Nr. 1	
Nägel sind brüchig	Nr. 11	
Nagelpilz	Nr. 1, Nr. 11	
Nagelwachstumsstörungen	Nr. 1, Nr. 6	
Narben, die unschön und hart sind	Nr. 1	
Schuppenflechte		
• generell	Nr. 1, Nr. 7, Nr. 11	
• bei harter, borkiger Haut	Nr. 1	
Schwangerschaftsstreifen	Nr. 1	
Schwitzen		
• übermäßig	Nr. 8, Nr. 11	
• an einzelnen Körperstellen	Nr. 2	
Verbrennungen	Nr. 3, Nr. 4	
Verletzungen (Schnittwunden, Prellungen, Quetschungen)	Nr. 3	
Warzen		
• harte	Nr. 1	
• weiche	Nr. 4, Nr. 10	
Wunden vernarben schlecht	Nr. 4	

BEWEGUNGSAPPARAT Symptom	Salz	trifft zu
Ameisenlaufen (ständiges Kribbeln in den Gliedmaßen)	Nr. 2	
Bänderschwäche	Nr. 1, Nr. 11	
Fersensporn	Nr. 1	
Gelenkentzündung, chronisch	Nr. 12	
Gelenkergüsse, wenn sie gehäuft auftreten	Nr. 2	
Gelenkschmerzen • morgens • nach Belastung • mit Krachen oder Knacken	Nr. 1, Nr. 11 Nr. 3, Nr. 11 Nr. 8	
Gichtbeschwerden	Nr. 9, (Nr. 10, Nr. 11)	
Knochenbildung ist verzögert	Nr. 2	
Knochenbrüche, wenn sie gehäuft auftreten	Nr. 2	
Knochenhautentzündung	Nr. 11	
Muskelkater	Nr. 3, Nr. 7, Nr. 9	
Muskelkrämpfe • allgemein • wenn das Gesicht dabei auffallend blass ist	Nr. 7 Nr. 2	
Muskeln sind schwach und kraftlos	Nr. 5	
Muskelverhärtung (Muskelhartspann)	Nr. 7, (Nr. 1, Nr. 11)	
Neuralgien	Nr. 7	
Osteoporose (Knochenschwund)	Nr. 1, Nr. 2, Nr. 11	
Rheumatische Gelenkschmerzen	Nr. 7, (Nr. 9, Nr. 11, Nr. 12)	
Rheumatische Schmerzen • wandernd • bei feuchtem Wetter	Nr. 6 Nr. 10	
Sehnenentzündung	Nr. 5, Nr. 4, Nr. 11	
Überbein	Nr. 1	

KREISLAUF UND GEFÄSSE		
Symptom	**Salz**	**trifft zu**
Besenreiservenen und Krampfadern	Nr. 1, Nr. 11	
Blutdruck		
• niedrig	Nr. 3, Nr. 5	
• hoch	Nr. 7	
• hoch nach Aufregung	Nr. 7	
Hämorrhoiden	Nr. 1	
Herzbeschwerden bei Unruhe	Nr. 7	
Herzklopfen bei Nervosität	Nr. 6, Nr. 7	

IMMUN- UND LYMPHSYSTEM		
Symptom	**Salz**	**trifft zu**
Abwehrschwäche mit häufiger Erkältung	Nr. 3, (Nr. 7, Nr. 11)	
Lymphfluss stagniert	Nr. 12	
Lymphknoten		
• wenn sie nach Infekten geschwollen und hart sind	Nr. 1	
• wenn sie nach Infekten geschwollen und weich sind	Nr. 4	
Lymphknotenentzündung	Nr. 12	

VERDAUUNG		
Symptom	**Salz**	**trifft zu**
Aufstoßen, saures	Nr. 9	
Bauchspeicheldrüse hat zu wenig Bauchspeichel, erkennbar an übel riechenden Fettstühlen	Nr. 10	
Blähungen		
• allgemein	Nr. 9, Nr. 10, (Nr. 5)	
• schmerzhaft	Nr. 7	
Darmschwäche		
• generell (schlechte Verdauung, winzige Stuhlmengen)	Nr. 3, Nr. 10	
• bei trockenem Stuhl	Nr. 8	

VERDAUUNG Symptom	Salz	trifft zu
Diabetes-Begleitbeschwerden wie Müdigkeit, Infektanfälligkeit, Juckreiz, Schwindel	Nr. 9, Nr. 10	
Durchfall • akut • gelblich • gelblich-grünlich • wässrig • bei Nervosität und Aufregung	 Nr. 3, Nr. 4 Nr. 10 Nr. 9 Nr. 8 Nr. 5	
Durchfall mit Bauchkrämpfen • allgemein • wenn er morgens auftritt	 Nr. 7 Nr. 10	
Erbrechen • mit wässrigem Schleim • mit stark saurem Geruch	 Nr. 8 Nr. 9	
Magen-Darmschleimhaut-Entzündung • akut • chronisch	 Nr. 3, Nr. 4 Nr. 6	
Magenkatarrh mit Schleimerbrechen	Nr. 8	
Magensäure • zu wenig • zu viel	 Nr. 4 Nr. 4, Nr. 9	
Sodbrennen	Nr. 9	
Stuhlgang ist hell und gelblich	Nr. 10, (Nr. 6)	
Unverträglichkeit • von fettreichen Mahlzeiten • von Milch	 Nr. 9 Nr. 9	
Verdauungsstörungen nach ausgiebiger Mahlzeit	Nr. 9	
Verstopfung bei Aufregung oder vor einer Reise	Nr. 5	
Windabgang • allgemein • mit üblem Geruch verbunden	 Nr. 11 Nr. 5	

GEIST UND GEMÜT		
Symptom	Salz	trifft zu
Ängstlichkeit	Nr. 6	
Beklemmungsgefühl, zum Beispiel bei Stress	Nr. 7	
Depression		
• leichte	Nr. 5	
• mit Weinerlichkeit	Nr. 8	
• nach Kopf- und Wirbelsäulenverletzungen	Nr. 10	
Erschöpfung allgemein (geistig, seelisch oder körperlich)	Nr. 5	
Gedächtnisschwäche	Nr. 3, Nr. 5	
Gefühl der Schwere und Mattigkeit	Nr. 6	
Hyperaktivität	Nr. 2, (Nr. 5, Nr. 7)	
Konzentrationsschwäche	Nr. 3, (Nr. 5)	
Melancholie, wenn Sie dazu neigen	Nr. 10	
Nervliche Schwäche, wenn Sie übersensibel und schnell den Tränen nahe sind	Nr. 2	
Reizbarkeit und Ruhelosigkeit	Nr. 5	
Schlafstörungen		
• allgemein	Nr. 7, (Nr. 5)	
• im Alter	Nr. 11	
Stimmungsschwankungen	Nr. 5	
Traurigkeit	Nr. 6	
Unruhe, Nervosität		
• allgemein	Nr. 7	
• wenn Sie dabei auffallend blass im Gesicht sind	Nr. 2	
• wenn Sie dabei seelisch erschöpft und schwach sind	Nr. 5	

SONSTIGES		
Symptom	**Salz**	**trifft zu**
Abmagerung nach Krankheiten, verbunden mit körperlicher Auszehrung und Schwäche	Nr. 11	
Diabetes	Nr. 9, Nr. 10	
Entschlackung anregen	Nr. 10, Nr. 11, Nr. 12	
Ermüdung schon nach kurzer körperlicher Anstrengung	Nr. 2, Nr. 3	
Erschöpfungszustände nach Krankheiten	Nr. 2	
Fettsucht und schlechte Fettverwertung	Nr. 4, Nr. 9, Nr. 10	
Gliederschmerzen	Nr. 3, Nr. 6, Nr. 7	
Hitzewallungen, generell oder in den Wechseljahren	Nr. 3, Nr. 11	
Körperliche Erschöpfung und Schwäche	Nr. 2, Nr. 5	
Kräfteverfall nach schwerer Krankheit	Nr. 8	
Lidzucken (Tic)	Nr. 7	
Schluchzen nach Aufregung oder traumatischen Erlebnissen	Nr. 7	
Schmerzen oder Krämpfe an Muskeln und Organen	Nr. 5, Nr. 7	

AUSWERTUNG
Notieren Sie hier für jedes Salz die Summe der Kreuze.

Salz	Nr. 1	Nr. 2	Nr. 3	Nr. 4	Nr. 5	Nr. 6
Summe						

Salz	Nr. 7	Nr. 8	Nr. 9	Nr. 10	Nr. 11	Nr. 12
Summe						

Salze über Weihe-Punkte finden

Das Ausfüllen und Auswerten der Checkliste ist der wichtigste Schritt, um die richtigen Salze ausfindig zu machen. Um das Ergebnis zu untermauern, bietet sich aber noch eine zweite Möglichkeit an: das Austesten von druckschmerzhaften Punkten. Je mehr Hinweise auf ein Salz Sie erhalten, desto zutreffender ist es für die Behandlung Ihrer Beschwerden.

Dieses altbewährte und bis heute zuverlässige Verfahren geht auf den deutschen Arzt Dr. August Weihe jun. (1840–1896) zurück. Er entdeckte in den Siebzigerjahren des 19. Jahrhunderts verschiedene druckschmerzhafte Punkte am Körper und fand heraus, dass diese mit homöopathischen Mitteln korrespondieren. Das heißt, der Patient reagiert an einem solchen Punkt dann schmerzempfindlich, wenn das dem Punkt zugeordnete Mittel zu seinen Beschwerden passt. Im Lauf der Jahre wurden neben den homöopathischen Mitteln auch die Schüßler-Salze in die Topographie der Punkte mit aufgenommen.

So testen Sie richtig

> Suchen Sie anhand der Grafik auf Seite 57 und der Beschreibung auf den Seiten 58–59 die zwölf relevanten Punkte an Ihrem Körper.

> Drücken Sie jeden Punkt mit dem Daumen in der Druckrichtung wie in der Beschreibung angegeben. Steigern Sie den Druck und lassen Sie den Punkt dann schlagartig los. Ist das dem Punkt zugeordnete Salz das passende, spüren Sie einen empfindlichen Schmerz an der Druckstelle. Je länger dieser anhält, desto besser passt das Salz.

Es sind also zwei Kriterien für die Auswahl der Salze wichtig:

> Am betreffenden Punkt ist der Druckschmerz besonders stark zu spüren.

> Am betreffenden Punkt wirkt der Schmerz besonders lange nach. Das heißt, Sie spüren die Stelle, an der Sie gedrückt haben, noch mehrere Minuten, eventuell sogar Stunden.

Nachdem Sie die Weihe-Punkte getestet haben, vergleichen Sie das Ergebnis mit Ihrer Auswertung der Checkliste. Lesen Sie auch die Steckbriefe der einzelnen Salze (ab Seite 20) nochmals genau durch und wägen Sie gegebenenfalls ab, welche Salze für Ihre Kur von vorrangiger Bedeutung sein könnten.

Weihe-Punkte massieren

Druckschmerzhafte Punkte, die bei verschiedenen Erkrankungen unterschiedlich reagieren, hat man immer schon in der Medizin gekannt. Sie werden in Reflexzonentechniken und anderen Therapien, von denen die meisten auf der Aku-

Salze über Weihepunkte finden **PRAXIS**

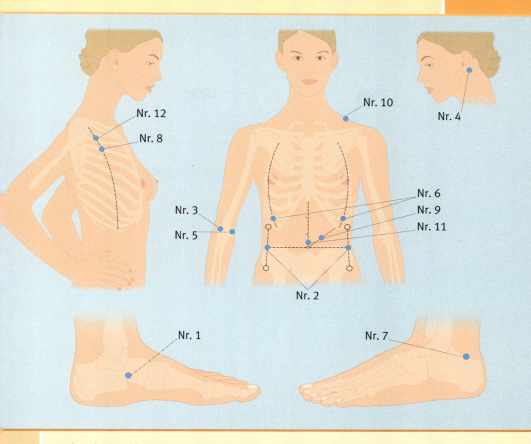

Jedem der hier blau eingetragenen druckempfindlichen Weihe-Punkte am Körper ist ein bestimmtes Schüßler-Salz zugeordnet, dessen Nummer Sie in dieser Grafik finden.

punkturlehre basieren, zur gezielten Behandlung eingesetzt. Dasselbe gilt für die Weihe-Punkte: Auch sie kann man zur Behandlung von gesundheitlichen Störungen massieren. Auf diese Weise lässt sich die Behandlung mit den Salzen wirksam unterstützen.

› Massieren Sie die betreffenden Punkte drei bis fünf Minuten lang mit dem Daumen in kreisenden Bewegungen (gerade so stark, dass es nicht zu schmerzhaft ist). Eine Stimulation der Punkte erfolgt schon beim einmaligen Massieren.

› Einen noch besseren Heileffekt erzielen Sie, wenn Sie die Punkte mehrmals täglich massieren, beispielsweise dreimal über den Tag verteilt.

DIE PUNKTE UND IHRE DRUCKTECHNIK

Die einzelnen Weihe-Punkte finden Sie sowohl anhand der Grafik auf Seite 57 als auch der nachfolgenden Beschreibung.

NR. 1 CALCIUM FLUORATUM

Dieser Punkt liegt an der Innenseite des Fußes, schräg unterhalb des Knöchels im ersten Drittel auf der Strecke zwischen Knöchel und Fußsohle. Er ist beidseitig, also an beiden Füßen, vorhanden.
> **Drücken Sie nach unten und vorne.**

NR. 2 CALCIUM PHOSPHORICUM

Stellen Sie sich eine Verbindungslinie zwischen der Spitze der letzten Rippe und dem Darmbeinkamm vor (hervorstehende Spitze des Beckenknochens). Denken Sie sich eine waagerechte Linie durch den Bauchnabel. Dort wo sich beide Linien kreuzen, ist der Calcium-phosphoricum-Punkt. Er befindet sich auf beiden Körperseiten.
> **Drücken Sie senkrecht in die Tiefe.**

NR. 3 FERRUM PHOSPHORICUM

Der Punkt liegt in der Mitte des Ellenbogengelenks. Sie finden ihn, wenn Sie das Ellenbogen-Gelenkköpfchen auf der Daumenseite ertasten und dann am Innenarm zur Ellenbogenmitte fahren. Dieser Punkt befindet sich nur rechts.
> **Drücken Sie senkrecht zur Oberfläche an das Gelenkköpfchen.**

NR. 4 KALIUM CHLORATUM

Ertasten Sie hinter dem Ohrläppchen einen herausstehenden Knochen (Warzenfortsatz). Am vorderen Rand (zum Gesicht hin) liegt der Kalium-chloratum-Punkt, aber nur linksseitig.
> **Drücken Sie nach oben zum Ohr hin.**

NR. 5 KALIUM PHOSPHORICUM

Der Kalium-phosphoricum-Punkt liegt im Ellenbogengelenk auf der Kleinfingerseite. Ertasten Sie ihn an der Spitze des Köpfchens vom Oberarmknochen. Dieser Punkt befindet sich nur rechts.
> **Drücken Sie senkrecht zur Oberfläche.**

NR. 6 KALIUM SULFURICUM

Stellen Sie sich eine Linie vom Schlüsselbein zur unteren Rippenspitze vor, die knapp neben den Brustwarzen verläuft. Ertasten Sie die Spitze der unteren Rippe. Zwei bis drei Finger (bei kräftigen Fingern zwei, bei schlanken drei) von der Rippenspitze nach oben fühlen Sie einen Zwischenrippenraum. Dort befindet sich der Punkt. Er liegt auf beiden Seiten.
> **Drücken Sie von unten gegen die obere Rippe.**

NR. 7 MAGNESIUM PHOSPHORICUM

Dieser Punkt ist leicht zu finden. Er liegt am oberen Rand des äußeren Fersenbeins zwischen Knochen und Achillessehne. Der Punkt ist am linken und rechten Fuß vorhanden.
> Drücken Sie von oben in Richtung Fußsohle.

NR. 8 NATRIUM CHLORATUM

Stellen Sie sich eine seitliche Verbindungslinie vom höchsten Punkt der Achselgrube zum Becken vor. Auf dieser Linie, genau auf der Höhe der unteren Spitze des Brustbeins (Schwertfortsatz), also im vierten Zwischenrippenraum, liegt der Punkt. Er befindet sich nur auf der rechten Seite.
> Drücken Sie gegen Rand der oberhalb liegenden Rippe.

NR. 9 NATRIUM PHOSPHORICUM

Dieser Punkt liegt im Bereich des Oberbauchs. Tasten Sie die untere Rippenspitze ab, indem Sie der letzten Rippe zum Brustbein hin folgen. An der Biegung, die auf den senkrecht nach oben steigenden Rippenansatz führt, stellen Sie sich eine Verbindungslinie zum Bauchnabel vor. Der Natrium-phosphoricum-Punkt liegt genau in der Mitte der Linie, jedoch nur auf der linken Körperseite.
> Drücken Sie senkrecht in den Bauch hinein.

NR. 10 NATRIUM SULFURICUM

Der Natrium-sulfuricum-Punkt liegt auf dem Kappenmuskel, fachlich als Trapeziusmuskel bezeichnet. Dieser Muskel setzt am Hinterhaupt unten an und verläuft bis zur Schlüsselbeinspitze. Sie spüren den Muskel, wenn Sie den Kopf zur anderen Seite hin beugen. Unser Punkt liegt auf halber Strecke zwischen dem Oberarmkopf (Oberarmspitze) und der Drosselgrube (der Kuhle unter dem Hals oberhalb des Brustbeins), und zwar nur auf der linken Seite.
> Drücken Sie senkrecht zur Oberfläche in den Muskel.

NR. 11 SILICEA

Der Silicea-Punkt liegt vorne auf der Körpermittellinie. Stellen Sie sich eine Linie zwischen dem unteren Ende des Brustbeins und dem Bauchnabel vor und dritteln Sie diese Linie. Silicea liegt in der Mitte des unteren letzten Drittels.
> Drücken Sie senkrecht nach innen.

NR. 12 CALCIUM SULFURICUM

Stellen Sie sich zunächst eine senkrechte Linie vom höchsten Punkt der Achselgrube zum Becken vor. Nun ertasten Sie Ihr Brustbein und halbieren die Strecke zwischen seinem oberen und unteren Ende. Von diesem Mittelpunkt aus stellen Sie sich eine waagerechte Linie zur senkrechten Achsellinie vor. Der Kreuzungspunkt ist der Calcium-sulfuricum-Punkt. Er befindet sich auf der linken und rechten Seite.
> Drücken Sie von oben gegen die untere Rippe.

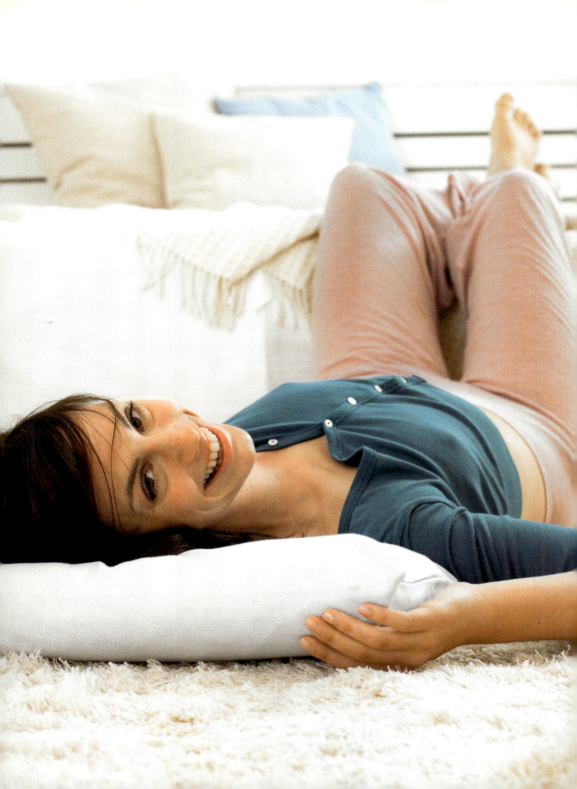

PRAXIS

Von Kopf bis Fuß
gesund werden

Gibt es einen bestimmten Körperbereich, in dem Ihre gesundheitlichen Probleme hauptsächlich liegen? Ist es beispielsweise ein empfindlicher Magen oder ein träger Darm, der Ihnen zu schaffen macht? In diesem Kapitel erfahren Sie, was Sie ganz gezielt gegen Ihre Beschwerden tun können. Hier lernen Sie auch viele wirksame Begleitmethoden kennen – darunter alte Naturheilverfahren, die zum Teil schon fast vergessen waren.

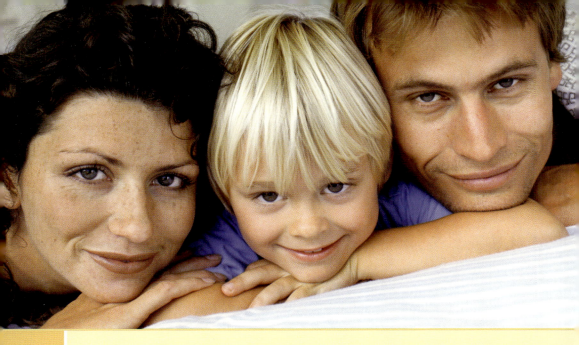

Kurpakete für häufige Beschwerden

Jeder Mensch hat seine persönlichen Schwachstellen. Möglicherweise ist es bei Ihnen der Verdauungstrakt, der Ihnen besondere Schwierigkeiten macht. Bei Ihrem Partner betrifft es vielleicht eher den Bewegungsapparat und bei Ihrem Kind in erster Linie das Immunsystem. Je älter wir werden, desto mehr passen wir unsere Lebensweise unseren Schwachstellen oder empfindlichen Organen an: Zum Beispiel versuchen wir uns beim Essen einzuschränken, um den Magen nicht unnötig zu belasten. Wir meiden körperliche Anstrengung, um die Gelenke zu schonen. Oder wir bleiben bei feucht-kaltem Wetter im Haus, um keine Erkältung zu riskieren. Doch sollten wir uns nicht allein mit Maßnahmen begnügen, die letztlich nur eine Einschränkung bedeuten.

Im Folgenden finden Sie für vielerlei Beschwerden von Kopf bis Fuß die jeweils passenden Funktionsmittel (Basissalze und Ergänzungssalze). Sofern nichts anderes angegeben ist, wählen Sie davon diejenigen Salze aus, die zu Ihren Be-

Hals, Nase, Ohren   PRAXIS

schwerden am besten passen. Drei, maximal vier verschiedene Salze sind in der Regel ausreichend (vgl. Seite 45).

Hals, Nase, Ohren

Wenn Hals, Nase und Ohren Probleme bereiten, handelt es sich oft um Entzündungen, die schleichend verlaufen oder immer wieder akut aufflackern. Der eine muss sich beispielsweise im Winter dick einpacken, sonst bekommt er Probleme mit den Nebenhöhlen, die seine empfindliche Stelle sind. Und der andere weiß aus Erfahrung: Wenn einer seiner Arbeitskollegen Schnupfen hat, erwischt es auch ihn, weil er dafür sehr anfällig ist.
Für chronische und immer wiederkehrende Beschwerden im Hals-Nasen-Ohren-Bereich finden Sie hier die passenden Kuren und Begleitmaßnahmen.

Chronisch-entzündliche Beschwerden im Bereich Hals, Nase, Ohren

- Nr. 3 Ferrum phosphoricum D12 – wirkt generell bei Entzündungen, die immer wieder aufflackern, und stärkt das Immunsystem
- Nr. 4 Kalium chloratum D6 – das Schleimhaut- und Entzündungsmittel
- Nr. 11 Silicea D12 – stimuliert die Abwehr und hilft bei chronischen Entzündungen der Ohren
- Nr. 12 Calcium sulfuricum D6 – nur bei chronisch-eitrigen Prozessen

Kur: Starten Sie am besten zu Beginn der kalten Jahreszeit Ihre Kur. Über den Tag verteilt lassen Sie von jedem Salz, das Sie für sich ausgewählt haben, vier bis sechs Tabletten im Mund zergehen.
Kurdauer: drei Wochen

Chronischer und immer wieder auftretender Schnupfen

- Nr. 3 Ferrum phosphoricum D12 – zur Stärkung der Abwehr
- Nr. 6 Kalium sulfuricum D6 – bei chronischen Entzündungen
- Nr. 8 Natrium chloratum D6 – bei Anfälligkeit für Fließschnupfen
- unterstützend Salbe Nr. 8 Natrium chloratum

> **KURBEGLEITENDE MASSNAHMEN**
>
> Neben den eigentlichen Kuren mit Schüßler-Salzen lernen Sie in diesem und dem nächsten Kapitel auch wirksame Begleitmethoden kennen. Diese können Ihnen zusätzlich helfen, Ihren persönlichen Schwachpunkt zu überwinden. Einige Begleitmaßnahmen, die ich mehrmals erwähne, sind im Anhang (ab Seite 116) näher erläutert. Dort erfahren Sie auch, wie Sie die Anwendungen praktisch umsetzen können.

INFO

Kur: Von jedem ausgewählten Salz nehmen Sie über den Tag verteilt drei bis sechs Tabletten, bei heftigen Beschwerden auch mehr. Bevor Sie sich schlafen legen, streichen Sie zusätzlich die Salbe Nr. 8 vorsichtig mit einem Wattestäbchen dünn in die vorderen Nasengänge, maximal zwei bis drei Zentimeter tief.
Kurdauer: vier bis sechs Wochen

Was Sie sonst noch tun können

Emser Pastillen: Bei empfindlichen Schleimhäuten und Halstrockenheit lutschen Sie Emser Pastillen (erhältlich in der Apotheke), vor allem wenn Sie in der kalten Jahreszeit nach draußen gehen. Sie befeuchten und beruhigen die gereizte Schleimhaut in Mund und Rachen.

Gesichtsdampfbad (Seite 117): Bei Beschwerden im Bereich von Hals, Nase und Ohren sollten Sie ein- bis zweimal wöchentlich ein Gesichtsdampfbad nehmen.
Nasenspülung: Zur Vorbeugung gegen Erkältungen und bei chronischem Schnupfen können Sie täglich eine Nasenspülung anwenden. Dazu benötigen Sie ein Spezialgefäß (Bezugsquelle Seite 122), in das Sie eine physiologische Kochsalzlösung füllen – das ist eine Lösung von 0,9 Prozent Natriumchlorid in Wasser (erhältlich in der Apotheke). Alternativ können Sie zehn Tabletten Nr. 8 Natrium chloratum D3 in einer Tasse Wasser auflösen. Halten Sie den stielförmigen Ausguss zunächst in ein Nasenloch und lassen Sie Wasser in die Nase fließen. Beugen Sie den Kopf dabei vornüber, sodass die Flüssigkeit durch das andere Nasenloch wieder herauslaufen kann. Wiederholen Sie den Vorgang mit dem anderen Nasenloch. Zum Schluss ausschnäuzen und mehrere Male tief durch die Nase atmen. Durch die Spülung werden die Schleimhäute ausgewaschen und Keime ausgespült.
Schiele-Bäder (Seite 119): Bei Katarrhanfälligkeit der oberen Luftwege sind die ansteigenden Fußbäder begleitend zur Kur sehr wirksam.
Tee: Bei häufigen Rachen- und Mandelentzündungen und bei Heiserkeit gurgeln Sie während der Kur ein- bis zweimal täglich mit Salbeitee. Salbei wirkt entzündungshemmend und zieht die Schleim-

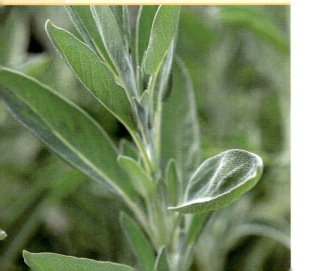

Bei Halsentzündungen hilft Salbei; er wirkt entzündungshemmend.

Lunge und Bronchien   PRAXIS

häute zusammen. Einen Teelöffel Salbeiblätter mit heißem Wasser übergießen, zehn Minuten ziehen lassen.

Zwiebelsäckchen: Bei Ohrenschmerzen bereiten Sie sich zweimal täglich ein Zwiebelsäckchen zu: Schneiden Sie eine Zwiebel in Scheiben, dünsten Sie diese in Öl an, bis sie glasig sind, und wickeln Sie sie in ein Tuch, das Sie warm auf das betroffene Ohr legen. Das Tuch abnehmen, wenn es nur noch lauwarm ist.

Lunge und Bronchien

Leiden Sie unter Reiz- und Kitzelhusten? Bekommen Sie häufig Bronchitis und heilt diese nur langsam ab? Oder macht Ihnen Raucherhusten oder Bronchialasthma zu schaffen? In allen Fällen ist die Kur für Lungen und Bronchien geeignet – auch unterstützend zur ärztlichen Behandlung. Sie tun Ihren Lungen viel Gutes, wenn Sie ihre Funktion kräftigen.

Die Lungenfunktion kräftigen

- Nr. 3 Ferrum phosphoricum D12 – das abwehrstärkende Salz
- Nr. 4 Kalium chloratum D6 – das Schleimhautmittel
- Nr. 6 Kalium sulfuricum D6 – bei chronisch-gelbem Auswurf
- Nr. 14 Kalium bromatum D6 – bei chronisch entzündeten Schleimhäuten
- Nr. 7 Magnesium phosphoricum D6 – bei Reiz- und Kitzelhusten

Kur: Nehmen Sie im Lauf des Vormittags drei bis fünf Tabletten der Nr. 3, im Lauf des Nachmittags drei bis fünf Tabletten der Nr. 4 und im Lauf des Abends drei Tabletten der Nr. 14. Bei chronisch-gelbem Auswurf ersetzen Sie die Nr. 4 durch die Nr. 6 Kalium sulfuricum D6. Bei Räusper- und Kitzelhusten sowie Hustenreiz bereiten Sie sich mehrmals am Tag die Heiße Sieben (Seite 14) mit Nr. 7 Magnesium phosphoricum D6 zu.

Kurdauer: vier Wochen, bei hartnäckigen Beschwerden nach einer zweiwöchigen Pause wiederholen

Asthma
- Nr. 5 Kalium phosphoricum D6 – stärkt die Lungenfunktion

> **TIPP**
>
> **HEILKLIMA FÜR DIE BRONCHIEN**
>
> Bei häufigen Problemen mit den Bronchien (Bronchitis oder Asthma) empfehle ich Ihnen, in die Schweizer Berge zu fahren. Davos beispielsweise besitzt ein hervorragendes Bronchialheilklima. Zu Hause sollten Sie regelmäßig die Raumluft anfeuchten, zum Beispiel durch einen Kristallsalzvernebler. So schaffen Sie sich ein natürliches Soleklima in der Wohnung.

65

KURPAKETE FÜR HÄUFIGE BESCHWERDEN

- Nr. 6 Kalium sulfuricum D6 – hilft bei chronischen Erkrankungen und bei gelbem Auswurf
- Nr. 7 Magnesium phosphoricum D6 – wirkt entkrampfend auf die Bronchialäste

Kur: Von jedem dieser drei Salze nehmen Sie fünf bis zehn Tabletten als Heiße Sieben (Seite 14) ein: vor dem Frühstück die Nr. 5, vor dem Mittagessen die Nr. 6 und abends die Nr. 7.
Kurdauer: vier bis sechs Wochen

Was Sie sonst noch tun können

Frischpflanzensäfte (siehe Kasten unten): Bei Husten und Bronchitis empfehle ich Spitzwegerich- oder Thymiansaft; beide wirken schleimlösend und entzündungshemmend. Bitte nach Packungsanleitung einnehmen.

Gesichtsdampfbad (Seite 117 f.): Täglich angewendet, wirkt es bei chronischen Beschwerden schleimlösend und entzündungshemmend.
Heublumenpack: Er ist sehr hilfreich bei chronischer Bronchitis. Besorgen Sie sich einen Heublumenpack aus der Apotheke, übergießen Sie ihn in einem Gefäß mit kochendem Wasser und lassen Sie ihn zehn Minuten stehen. Den Sack gut auspressen und ihn auf die zuvor mit Johanniskraut oder Olivenöl eingeriebene Brust legen; die Temperatur soll angenehm sein. Packen Sie sich anschließend gut ein, damit keine Wärme entweicht. Nach 30 bis 60 Minuten können Sie den Heublumenpack abnehmen und die Anwendung gegebenenfalls gleich wiederholen.
Tee: Bei hartnäckigem Schleim trinken Sie täglich ein bis zwei Tassen Tee aus der getrockneten Wurzel des Seifenkrauts – es wirkt auswurffördernd: Ein bis vier Gramm der Wurzel mit ein bis zwei Tassen Wasser aufkochen und mit Honig gesüßt trinken.
Wasserfalleffekt (Seite 120): Bei Atemproblemen empfehle ich tägliches Inhalieren von ionenangereicherter Luft. So nutzen Sie die Heilkraft des Wasserfalls.

Herz, Kreislauf und Blutgefäße

Herzbeschwerden sind generell ernst zu nehmen und sollten in jedem Fall von einem Facharzt abgeklärt werden. Nervös

---

INFO

FRISCHPFLANZENSÄFTE

Frischpflanzensäfte sind kraftvolle Heilmittel, die der Apotheker Walther Schoenenberger in der Dreißigerjahren des vorigen Jahrhunderts entwickelt hat. Sie werden aus frischen Arznei-, Obst- und Gemüsepflanzen ohne Konservierungsstoffe hergestellt und sind in Apotheken, Drogerien und Reformhäusern erhältlich.

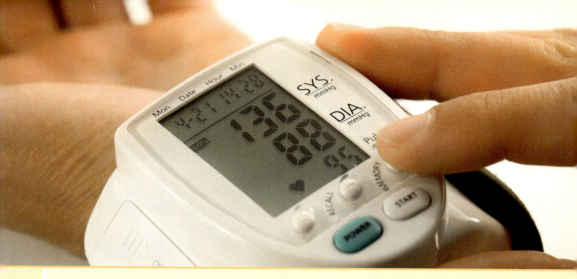

Bei Neigung zu Bluthochdruck ist regelmäßiges Messen unerlässlich. Leichter Bluthochdruck beginnt bereits bei Werten über 140/90 mmHg.

bedingte Herzbeschwerden, die bei Stress, Erregung oder Angst auftreten, sind jedoch meist harmlos und lassen sich mit Schüßler-Salzen gut behandeln. Auch bei einer leichten Herzschwäche, unter der viele im Alter leiden, können unterstützend zur schulmedizinischen Behandlung Schüßler-Salze eingenommen werden, ebenso wie bei hohem und niedrigem Blutdruck, Blässe, erhöhtem Cholesterinspiegel oder Venenproblemen.

Von Bluthochdruck spricht man, wenn der obere (systolische) Wert über 160 mmHg (Millimeter Quecksilbersäule) und der untere (diastolische) über 95 mmHg liegt. Bei niedrigem Blutdruck liegen die Werte ständig unter 105 und 60 mmHg.

Bei Blässe liegt oft eine Eisenmangelanämie vor, die sich auch durch Schwäche und Müdigkeit äußert.

Ein erhöhter Cholesterinspiegel lässt sich nur durch eine Blutuntersuchung feststellen. Als erhöht gilt der Wert des Gesamtcholesterins, wenn er 200 mg/dl (Milligramm pro Deziliter) beziehungsweise 5,2 mmol/l (Millimol pro Liter) überschreitet; dies wird allgemein als Risikofaktor für Herz-Kreislauf-Erkrankungen angesehen.

Eine mangelnde Stabilität des Venengewebes (Bindegewebsschwäche) schließlich ist die Ursache für Krampfadern, Besenreiservenen und Hämorrhoiden.

Nervöse Herzbeschwerden und Unterstützung der Herzfunktion

> Nr. 5 Kalium phosphoricum D6 – zur Stärkung des Herzmuskels
> Nr. 19 Cuprum arsenicosum D6 – entkrampft den Herzmuskel und die Herzkranzgefäße

KURPAKETE FÜR HÄUFIGE BESCHWERDEN

- Nr. 7 Magnesium phosphoricum D6 – fördert die Durchblutung des Herzens und wirkt beruhigend
- unterstützend Salbe Nr. 7 Magnesium phosphoricum

Kur: Nehmen Sie von jedem Salz täglich vier bis sechs Tabletten; im Lauf des Vormittags die Nr. 5, im Lauf des Nachmittags die Nr. 19 und im Lauf des Abends die Nr. 7. Vor dem Schlafengehen massieren Sie die Salbe Nr. 7 auf der linken Brust ein. Auch ein Salbenumschlag ist zu empfehlen (siehe Kasten unten).
Kurdauer: drei bis vier Wochen

Hoher Blutdruck

- Nr. 1 Calcium fluoratum D12 – hilft bei Arteriosklerose (Verhärtung und Verengung der Blutgefäße)
- Nr. 15 Kalium jodatum D6 und Nr. 7 Magnesium phosphoricum D6 – beide wirken leicht blutdrucksenkend
- Nr. 23 Natrium bicarbonicum D6 – zur Verbesserung der Fließeigenschaften des Blutes

Kur: Von jedem Salz lutschen Sie sechs Tabletten über den Tag verteilt.
Kurdauer: drei Monate

Niedriger Blutdruck

- Nr. 3 Ferrum phosphoricum D12 und
- Nr. 5 Kalium phosphoricum D6 – beide wirken auf den Gefäßtonus
- Nr. 21 Zincum chloratum D6 – hilft bei Antriebsschwäche

Kur: Nehmen Sie von jedem Salz vier bis sechs Tabletten: vormittags die Nr. 3, nachmittags die Nr. 5, abends die Nr. 21.
Kurdauer: vier bis sechs Wochen

Blässe (Anämie)

- Nr. 2 Calcium phosphoricum D6 – fördert die Eisenaufnahme der Blutkörperchen
- Nr. 3 Ferrum phosphoricum D3, D6 und D12 – fördert die Sauerstoffankopplung an die roten Blutkörperchen
- Nr. 5 Kalium phosphoricum D6 – wirkt Schwächezuständen entgegen

Kur: Nehmen Sie von jedem Salz über den Tag verteilt vier bis sechs Tabletten. Von der Nr. 3 nehmen Sie jede Potenz über ein bis zwei Wochen in Folge.
Kurdauer: vier bis sechs Wochen

TIPP

SALBENUMSCHLAG

So wird's gemacht: Streichen Sie die Salbe messerrückendick an der betreffenden Stelle auf die Haut auf – bei Herzbeschwerden zum Beispiel auf die linke Brust. Darüber legen Sie straff ein feucht-heißes Tuch und darüber ein trockenes. Wenn der Wickel kalt ist, den Umschlag ein- bis zweimal erneuern.

Erhöhte Cholesterinwerte

> Nr. 10 Natrium sulfuricum D6 – fördert die Ausscheidung abgebauter Stoffe
> Nr. 9 Natrium phosphoricum D6 – reguliert den Fettstoffwechsel
> Nr. 7 Magnesium phosphoricum D6 – senkt das Gesamtcholesterin

Kur: Bereiten Sie sich dreimal täglich mit jeweils acht bis zehn Tabletten eine Heiße Sieben (Seite 14) zu: Morgens vor dem Frühstück nehmen Sie die Nr. 10, vor dem Mittagessen die Nr. 9 und vor dem Schlafengehen die Nr. 7.
Kurdauer: sechs Wochen

Krampfadern, Besenreiservenen und Hämorrhoiden

> Nr. 1 Calcium fluoratum D12 und
> Nr. 11 Silicea D12 – beide festigen das Venengewebe
> Nr. 10 Natrium sulfuricum D6 – bei Unterschenkelödemen (Hautschwellungen), vor allem im Sommer

Kur: Von den Salzen Nr. 1 und Nr. 11 genügen über den Tag verteilt drei bis sechs Tabletten. Bei Ödemen nehmen Sie die Nr. 10 ein- bis zweimal täglich als Heiße Sieben ein (Seite 14).
Kurdauer: vier bis sechs Monate

Was Sie sonst noch tun können

Ausdauertraining (Seite 116): Dieses Training kräftigt durch gezielte Steigerung alle Muskeln und Organe und hat

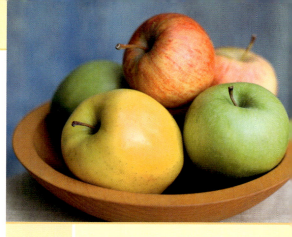

> Gesunder Genuss: Äpfel sorgen für niedrigere Cholesterinwerte.

sich daher unter anderem bei Herzbeschwerden bewährt.
Ernährung: Bei hohen Cholesterinwerten sollten Sie täglich zwei bis drei Äpfel essen. Bei vielen Patienten hat dies – in Verbindung mit der Kur – die Cholesterinwerte gesenkt. Weitere Nahrungsmit-

---

INFO

VEGETARISCHE KOST SENKT DEN BLUTDRUCK

Vegetarier haben generell einen niedrigeren Blutdruck als Personen, die sich mit Mischkost ernähren. Das hängt mit der besseren Fließfähigkeit des Blutes bei Vegetariern zusammen. Sie resultiert aus einer geringeren Fett- und Salzaufnahme und einem vermehrten Anteil an Ballaststoffen.

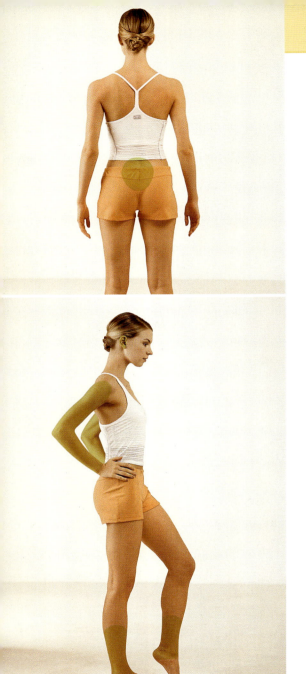

Die Massage der farblich gekennzeichneten Reflexzonen hilft bei Schwindel, Durchblutungsstörungen im Kopf und Blutdruckabfall.

tel, die den Cholesterinwert günstig beeinflussen, sind Knoblauch, Zwiebeln, Keimöle und Bohnen. Essen Sie zweimal wöchentlich Seefisch, meiden Sie zuckerhaltige Nahrungsmittel und Alkohol.
Bei hohem Blutdruck sollten Sie ballaststoffreiche und vegetarische Kost (Seite 69) bevorzugen. Besonders zu empfehlen sind Äpfel, Bohnen, Bananen, Grünkohl, Kohlrabi, Knoblauch, Melonen, Sojabohnen, Spargel, Spinat und Zitrusfrüchte. Blutdrucksenkend wirken zudem Mistelsaft, Knoblauchsaft und grüner Tee. Auch kaliumreiche Lebensmittel sind vorteilhaft, da sie nicht nur den arteriellen Blutdruck senken, sondern auch herzstärkend wirken: Dazu zählen Obst, Gemüse, vor allem Kartoffeln, und Reis.

Frischpflanzensäfte (Seite 66): Bei nervösen Herzbeschwerden empfehle ich Weißdornsaft, der die Durchblutung des Herzmuskels verbessert, zur Blutdrucksenkung Knoblauchsaft und Weißdornsaft. Bitte nach Packungsanleitung einnehmen.

Helmel-Übungen: Bei leichter Herzschwäche, nervösen Herzbeschwerden, Blutdruckstörungen und Krampfadern helfen die Helmel-Übungen, das Herz-Kreislauf-System zu stärken. Die genaue Übungsanleitung finden Sie auf Seite 95.

Natron (Seite 119): Dieses alte Hausmittel hilft generell bei Herz-Kreislauf-Beschwerden, Gefahr von Schlaganfall, Thrombose, hohem Blutdruck und Herzinfarkt sowie zur Beseitigung von lokalen Azidosen (Ge-

REFLEXZONENMASSAGE NACH SPIELMANN

Die inzwischen über 80-jährige Schweizerin Mathilde Spielmann-Kammer hat in mehr als drei Jahrzehnten ein einzigartiges Reflexzonensystem entwickelt, das sich nicht nur auf die Füße, sondern auf den ganzen Körper bezieht. Sie entdeckte, dass sich die einzelnen Körper- und Sinnesorgane auch an Armen, Beinen, Händen, Fingern, im Ohr und am Rücken reflektorisch abbilden. Aufgrund ihrer präzisen Beobachtungsgabe stieß sie auch auf Hautzonen, deren Massage den Mineralstoffhaushalt beeinflusst. Durch die ständige Verfeinerung ihrer Methode geht sie heute davon aus, nahezu 100 Prozent aller Reflexzonen am Körper gefunden zu haben. Vor kurzem hat sie ihr Standardwerk, das alle wesentlichen Reflexzonen darstellt, überarbeitet und neu herausgegeben (Seite 121). Dieses Buch lege ich Ihnen sehr ans Herz.

webeübersäuerung). Zwei bis vier Tabletten morgens vor dem Frühstück mit Gemüsesaft trinken.

Reflexzonenmassage nach Spielmann: Bei Schwindelanfällen, Durchblutungsstörungen im Kopf und Blutdruckabfall ist eine Massage der Hirnreflexzonen hilfreich (siehe links). Verwenden Sie dazu als Massagecreme die Schüßler-Salbe Nr. 7. Die Massage sollte, sofern nicht anders angegeben, stets in Richtung des Haarwachstums beziehungsweise körperabwärts erfolgen. Beginnen Sie mit den Ohren, die Sie in kreisenden Bewegungen massieren. Danach bearbeiten Sie nacheinander beide Hände von der Handwurzel zu den Fingerspitzen. Es folgen die Unter- und Oberarme. Anschließend massieren Sie mit beiden Händen den Rücken. Zum Abschluss verwöhnen Sie beide Fußgelenke mit kreisenden Bewe-

gungen. Diese Reflexzonenmassage sollten Sie ein- bis zweimal täglich und jeweils ungefähr drei bis fünf Minuten lang durchführen.

Schiele-Bäder (Seite 119): Wenn Sie nach dem Gehen oder Wandern oft unter brennenden Fußsohlen leiden, kann das unter anderem auf eine venöse Schwäche oder auf entzündliche, auch rheumatische Veränderungen von Muskeln, Nerven und Gelenken hindeuten. Machen Sie regelmäßig oder bei Beschwerden ein ansteigendes Fußbad mit fünf bis zehn Tabletten Nr. 23 Natrium bicarbonicum D6. Sollte keine Besserung eintreten, geben Sie stattdessen zwei bis drei Teelöffel Natron (Seite 119) ins Fußbad.

Sinnvoll sind die ansteigenden Fußbäder auch bei niedrigem Blutdruck: Geben Sie fünf bis zehn Tropfen Kampferöl in das Wasser; es regt die Durchblutung an.

Sitzbad: Bei Hämorrhoiden nehmen Sie während der Kur täglich ein Sitzbad mit Eichenrindenzusatz (Apotheke); er zieht die erweiterten Gefäße zusammen.
Tee: Trinken Sie bei nervösen Herzbeschwerden täglich zwei Tassen ungesüßten Tee aus Herzgespannkraut; es beruhigt das Herz: Pro Tasse einen Teelöffel des Krauts mit heißem Wasser übergießen, fünf bis zehn Minuten ziehen lassen. Bei erhöhtem Cholesterin trinken Sie täglich drei Tassen Ehrenpreistee, der die Verdauung verbessert: Pro Tasse einen Teelöffel Ehrenpreiskraut mit heißem Wasser übergießen, fünf bis zehn Minuten ziehen lassen.
Bei Krampfadern und Besenreiservenen trinken Sie täglich zwei bis drei Tassen gefäßstärkenden Zinnkrauttee (Ackerschachtelhalm): Pro Tasse ein bis vier Gramm Kraut mit Wasser acht bis zehn Minuten aufkochen.
Wasserpunktur (Seite 120): Bei Durchblutungsstörungen des Herzens und leichter Herzschwäche fördert das Wasserpunkturgerät die Durchblutung.

Möglichkeiten in der Praxis
Aderlass: Diese alte Heilmethode (siehe links) hilft unter anderem bei Bluthochdruck oder Venenerkrankungen.

Galle und Leber

Ein hoher Fleischverzehr bedeutet für die Leber gewöhnlich eine große Belastung. Doch wenn die Leber nicht richtig arbeitet oder durch ihre permanente Entgiftungsarbeit erschöpft ist, spüren wir das kaum. Lediglich die Blutwerte können Hinweise liefern, dass die Leber belastet ist.

INFO

ADERLASS

Die alten Ärzte sahen als wesentliche Ursachen vieler Krankheiten die »Blutfülle« (Blutandrang zum Kopf) an und setzten zur Abhilfe häufig den Aderlass ein. Tatsächlich verbessern sich durch den Blutverlust beim Aderlass die Fließeigenschaften des Blutes: Die Blutfülle wird beseitigt, der Blutdruck sinkt. Auch viele Beschwerden – wie Kopfweh, Schwindel, Schlaflosigkeit, Schweißausbrüche, Ohrensausen, Nasen- und Netzhautblutungen, Asthma, chronische Entzündungen, Venenerkrankungen und Bluthochdruck – bessern sich. Dies hat über Jahrzehnte der Frankfurter Mediziner Prof. Lothar Wendt erforscht und bewiesen.
Beim Aderlass wird dem Patienten Blut aus der Armbeugenvene entnommen, in der Regel 100 bis 250 Milliliter. Aderlässe sollten mehrmals in ein- bis mehrwöchigen Abständen von einem Arzt oder Heilpraktiker durchgeführt werden.

Bei Problemen der Gallenblase und Gallenwege sind meist Steine oder Entzündungen die Ursache. Dabei können schmerzhafte Gallenkoliken auftreten – gehen Sie dann sofort zum Arzt! Die wichtigsten Salze für Leber und Galle sind die Sulfatsalze, da sie Entgiftungs- und Ausscheidungsprozesse anregen.

Leberfunktion und Gallefluss anregen
- Nr. 10 Natrium sulfuricum D6 – das Ausscheidungssalz
- Nr. 6 Kalium sulfuricum D6 – stärkt die Leber
- Nr. 12 Calcium sulfuricum D6 – fördert ebenfalls Entgiftungsprozesse

Kur: Bereiten Sie sich dreimal am Tag einen Schüßler-Drink für Leber und Galle als Heiße Sieben (Seite 14) zu: Morgens nehmen Sie die Nr. 10, nachmittags die Nr. 6 und abends die Nr. 12, jeweils fünf bis zehn Tabletten. Zusätzlich legen Sie dreimal wöchentlich einen Leberwickel auf (siehe Kasten unten).
Kurdauer: vier bis sechs Wochen

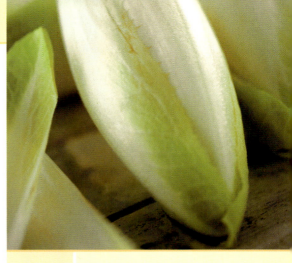

Chicoree trägt dazu bei, den Giftspiegel im Körper zu senken.

LEBERWICKEL

Dieser Wickel fördert die Durchblutung der Leber und wirkt wohltuend auf Körper und Schlaf. Am besten wenden Sie ihn abends vor dem Schlafengehen an.
- Tragen Sie die Salbe Nr. 6 Kalium sulfuricum dünn auf die Lebergegend auf.
- Tränken Sie ein Küchenhandtuch mit heißem Wasser, falten Sie es zweimal und legen Sie es sich unter den rechten Rippenbogen bis etwas oberhalb der Körpermitte. Umhüllen Sie die Auflage mit einem trockenen Tuch und legen Sie eine Wärmflasche darüber.
- Belassen Sie den Wickel so lange auf der Stelle, wie es angenehm warm ist.

TIPP

Was Sie sonst noch tun können

Ernährung: Alkohol und Medikamente (soweit sie verzichtbar sind) sollten Sie möglichst meiden. Sprechen Sie darüber mit Ihrem Hausarzt. Wichtig ist eine Ernährung, die reich an Ballaststoffen und arm an Eiweiß – vor allem tierischen Ursprungs – ist. Essen Sie viel Gemüse; es senkt den »Giftspiegel«. Zu empfehlen sind auch Obst, Nüsse, Getreide, Brot und natriumarme Kost. Verzehren Sie täglich grünen Salat mit Beigabe von Bitterstoffen (zum Beispiel frische Löwenzahnblättchen, Endiviensalat, Eissalat, Chinakohl,

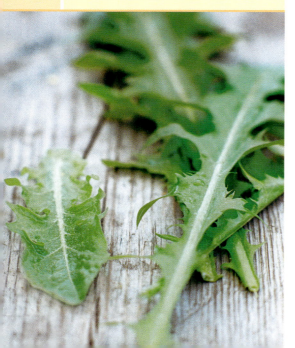

Auch die Bitterstoffe im Löwenzahn haben eine entgiftende Wirkung.

Chicoree). Wichtig für die Leber sind Mangan und Zink, sie steigern die Harnstoffsynthese und die Entgiftungsleistung der Leber. Mangan kommt in Hülsenfrüchten, Blattgemüse, Haferflocken, Sojamehl, Schwarztee und Weizenvollkornmehl vor. Zinkreich sind Austern, Haferflocken, Kalbfleisch und Fetakäse.

Frischpflanzensäfte (Seite 66): Zur Anregung von Leber und Gallefluss trinken Sie Schwarzrettichsaft und Löwenzahnsaft. Bitte nach Packungsanleitung einnehmen.

Tee: Benediktenkraut fördert die Absonderung von Gallensaft; Mariendistelfrüchte unterstützen die Lebertätigkeit. Bereiten Sie sich daraus, zu gleichen Teilen gemischt, einen Tee: Pro Tasse ein bis zwei Teelöffel der Mischung mit kochendem Wasser übergießen, fünf Minuten ziehen lassen. Trinken Sie während Ihrer Leberkur ein bis drei Tassen täglich.

Verdauungstrakt

Neben Blähungen, Durchfall und chronischer Verstopfung sind die häufigsten Magen- und Darmbeschwerden entzündliche Erkrankungen wie ein Reizdarm oder empfindlicher Magen. Ausgiebige Mahlzeiten, viel Süßes, Alkohol und fettreiches Essen können Beschwerden im Magen-Darm-Trakt noch verstärken. Die Folge: Unwohlsein, Druckgefühl, Sodbrennen und Schmerzen. Die folgenden

BEI DARMPILZEN: SCHÜSSLER-DRINK MIT LACTULOSE

TIPP

Die Lactulose ist ein künstlicher Zucker, der über den Darm nicht vom Körper aufgenommen wird. Die Darmbakterien (Laktobazillen) wandeln ihn in Milchsäure um. Lactulose hat zwei Effekte: Die Milchsäurebakterien vermehren sich und machen so die Darmflora widerstandsfähiger; die Milchsäure verhindert das Anhaften der Pilze auf der Schleimhaut.
Diese Kur hat sich bei der Behandlung von Darmpilzen bewährt:
> Nehmen Sie von den Salzen Nr. 3 Ferrum phosphoricum D12, Nr. 5 Kalium phosphoricum D6, Nr. 8 Natrium chloratum D6 und Nr. 10 Natrium sulfuricum D6 je drei bis fünf Tabletten und geben Sie sie in eine Halbliterflasche warmes Wasser. Schütteln Sie die Flasche, bis sich die Tabletten aufgelöst haben.
> Geben Sie anfangs einen halben, nach einer Woche einen ganzen Teelöffel Lactulose-Pulver dazu. Nach zwei bis drei Wochen können Sie die Lactulose-Dosis auf 15 bis 20 Gramm erhöhen.
> Trinken Sie über den Tag verteilt immer wieder einen Schluck aus der Flasche. Vorher stets die Flasche schütteln, damit sich die Salze gut verteilen.

Kuren helfen nicht nur bei den genannten Beschwerden, sondern stärken auch das sensible Verdauungssystem.

Förderung der Verdauung und Verminderung von Fäulnisgasen

> Nr. 5 Kalium phosphoricum D6 – wirkt gegen Blähungen
> Nr. 9 Natrium phosphoricum D6 – verbessert den Darmstoffwechsel
> Nr. 11 Silicea D3 – reduziert Darmgase
> unterstützend Salbe Nr. 10 Natrium sulfuricum

Kur: Nehmen Sie morgens nüchtern zwei bis vier Tabletten der Nr. 5, vor dem Mittagessen zwei bis vier Tabletten der Nr. 9 und vor dem Schlafengehen zwei bis vier Tabletten der Nr. 11. Vor dem Aufstehen massieren Sie sich außerdem die Salbe Nr. 10 in kreisenden Bewegungen im Uhrzeigersinn in die Bauchdecke ein.
Kurdauer: vier bis sechs Wochen

Empfindlicher Magen

> Nr. 4 Kalium chloratum D6 – wirkt entzündungshemmend und stärkt die Magenschleimhaut
> Nr. 9 Natrium phosphoricum D6 – reduziert Säure
> Nr. 13 Kalium arsenicosum D6 – stärkt die Schleimhaut
> unterstützend Salbe Nr. 4 Kalium chloratum oder Salbe Nr. 7 Magnesium phosphoricum

Kur: Nehmen Sie im Lauf des Vormittags vier Tabletten der Nr. 4, im Lauf des Nachmittags vier Tabletten der Nr. 9 und im Lauf des Abends drei Tabletten der Nr. 13. Zwei- bis dreimal wöchentlich massieren Sie sich abends die Salbe Nr. 4 in der Magengegend ein. Dann legen Sie ein feuchtheißes Tuch und eine Wärmflasche darüber und lassen das Ganze wirken, solange es angenehm warm ist. Das regt die Durchblutung des Magens an, wirkt entzündungshemmend und entkrampfend. Bei Druck- und Schmerzgefühl im Magen nehmen Sie statt der Salbe Nr. 4 die Salbe Nr. 7 und legen eine Wärmflasche auf.
Kurdauer: drei Wochen

Verstopfung, Darmträgheit, Darmfäulnis und leichter Pilzbefall

- Nr. 3 Ferrum phosphoricum D12 – wirkt auf die Aktivität der Muskelzellen der Darmzotten ein
- Nr. 5 Kalium phosphoricum D6 – wirkt gegen Darmfäulnis
- Nr. 8 Natrium chloratum D6 – reguliert die Feuchtigkeit der Darmschleimhaut und verbessert die Darmpassage
- Nr. 10 Natrium sulfuricum D6 – regt die Darmausscheidung an
- unterstützend Salbe Nr. 5 Kalium phosphoricum

Kur: Bereiten Sie sich von diesen Salzen einen Schüßler-Drink zu (Seite 14). Bei Pilzbefall fügen Sie dem Schüßler-Drink Lactulose-Pulver bei (Seite 75). Vor dem Schlafengehen massieren Sie zwei- bis dreimal wöchentlich die Bauchdecke mit der Salbe Nr. 5 ein.
Kurdauer: drei bis fünf Wochen

Was Sie sonst noch tun können

Darmeinlauf (Seite 117): Er ist generell bei Darmproblemen hilfreich. Zusammen mit Kaffeekohle (Seite 118) hilft er auch bei chronischem Durchfall.
Ernährung: Bei Verstopfung, Darmpilzen, Blähungen und Völlegefühl sollten Sie vermehrt Lebensmittel essen, die die Tätigkeit der Darmbakterien fördern (siehe rechts »Nahrung für die Mikroorganismen«). Auch rohes Sauerkraut wirkt wegen der enthaltenen Milchsäurebakterien regenerierend auf die bakterielle Darmflora und kann zwei- bis dreimal täglich während der Kur gegessen werden. Generell ist bei Verdauungsproblemen wichtig: Verzehren Sie nach 15 Uhr kein tierisches Eiweiß mehr, nach 17 Uhr keine gärenden Gemüse- und Obstarten wie beispielsweise Hülsenfrüchte, Kohlarten und Äpfel. Und nehmen Sie keine späten Mahlzeiten ein. Auf Süßigkeiten wie Schokolade, Zucker oder Kuchen sollten Sie ebenfalls weitgehend verzichten. Süßes fördert das Pilzwachstum im Darm und belastet langfristig die Organe.
Bei immer wiederkehrendem Sodbrennen trinken Sie hydrogencarbonathaltiges Heilwasser, beispielsweise Fachinger.

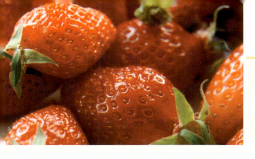

NAHRUNG FÜR DIE MIKROORGANISMEN

Von der Auswahl der Nahrungsmittel hängt es ab, ob Sie die Tätigkeit der Mikroorganismen im Darm fördern oder beeinträchtigen. Die folgenden Richtlinien für eine stoffwechselfördernde Ernährung wurden von dem Naturheilmittel-Hersteller PASCOE in Gießen ausgearbeitet und sind in der Informationsschrift »Symbioselenkung« (Bezugsadresse Seite 122) näher beschrieben. Sie haben sich in meiner Praxis bewährt.

EMPFEHLENSWERTE NAHRUNGSMITTEL

Gemüse und Salate
Roh: Fenchel, Gurken, Kürbis, Löwenzahn, Möhren, Radieschen, Rettich, rote Rüben, Salate, Sauerkraut, Sellerie, Tomaten, Zucchini
Gedünstet, gedämpft oder gekocht: Junge Bohnen, Erbsen, Kartoffelbrei, Kartoffeln als Pellkartoffeln, Möhren, Spargel, Spinat, Sellerie, Tomaten, Zucchini

Früchte
Äpfel, Bananen, Beerenobst, Birnen, Melonen, Nektarinen, Orangen, Weintrauben
In Maßen: Datteln, Feigen, Haselnüsse, Mandeln, Rosinen, Walnüsse

Getreide und Getreideprodukte
Grünkern, Buchweizen, Dinkel, Gerste, Hafer, Hirse, Mais, Reis, Roggen, Vollkornbackwaren, Weizen

Fette und Öle
Butter, kaltgepresste Öle (Distelöl, Keimöl, Leinöl, Olivenöl, Sonnenblumenöl), Sahne, Sauerrahm

Milch und Milchprodukte
Buttermilch, Frischmilch, Joghurt, Käse, Kefir, Quark, Sahne, Sauerrahm

Fleisch, Fisch und Eier
In Maßen: Geflügel, magere See- und Flussfische, Rind- und Lammfleisch, Wild (schonend gegart)
Selten: Eier und Eierspeisen

Süßmittel
Selten: Reiner Bienenhonig

Gewürze und Würzmittel
Anis, Basilikum, Dill, Gemüseextrakt, Ingwer, Knoblauch, Koriander, Kümmel, Liebstöckel, Lorbeer, Majoran, Wein- und Apfelessig, Muskat, Nelken, Petersilie, Schnittlauch, Steinsalz, Thymian, Vanille, Wacholder, Zimt, Zwiebel

Getränke
Bier, Kräuter- und Früchtetee, Malzkaffee, Mineralwasser, verdünnte Obst- und Gemüsesäfte
Selten: Rotwein und Weißwein

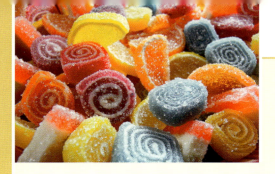

INFO

NICHT EMPFEHLENSWERTE NAHRUNGSMITTEL

Gemüse und Salate
Blumenkohl, Bratkartoffeln, Hülsenfrüchte (außer junge Erbsen und junge Bohnen), Kartoffelsalat, alle Kohlarten, Pilze, Pommes frites, Schwarzwurzel

Früchte
Gekochtes Obst (verträgt sich nicht mit rohem Obst), unreifes Obst

Getreide und Getreideprodukte
Backwaren aus Auszugsmehl, frisches Brot, Hefegebäck

Fette und Öle
Gänsefett, gehärtete Fette, gewöhnliche Margarine, Mayonnaise, raffinierte Öle, Schweinefett

Milch und Milchprodukte
Geschlagene Sahne, H-Milch, H-Sahne, Milchprodukte mit Zuckerzusatz

Fleisch und Fisch
Entenfleisch, Fischkonserven, Gänsefleisch, Geräuchertes, Innereien, Karpfen, Räucherfisch, Salzhering

Süßmittel und Süßwaren
Fruchtzucker, Malzzucker, raffinierter Zucker, Traubenzucker, zuckerhaltige Produkte, Zuckerkonzentrate wie Ahornsirup, Apfel- und Birnendicksaft

Gewürze und Würzmittel
Branntweinessig, Essiggurken, Fertigsoßen, Fleischextrakte, Ketchup, Pfeffer, Senf, Suppen- und Soßenpulver, Suppenwürze

Getränke
Fruchtsaftgetränke, Liköre, Mineralwasser mit Kohlensäurezusatz, Schnäpse, starker Bohnenkaffee und Schwarztee, Weinbrand

Frischpflanzensäfte (Seite 66): Bei empfindlichem Magen trinken Sie Kartoffelsaft; er wirkt krampflösend und bindet überschüssige Magensäure. Bitte nach Packungsanleitung einnehmen.
Kaffeekohle (Seite 118): Neben Darmeinläufen (Seite 117) kann Kaffeekohle bei chronischem Durchfall helfen.

Natron (Seite 119): Bei saurem Aufstoßen und Völlegefühl nach reichlichen, schweren Mahlzeiten nehmen Sie ein bis zwei Tabletten oder einen Teelöffel Natron in Wasser aufgelöst – langsam trinken. Natron kann auch bei Magenproblemen durch Helicobacter-Befall helfen: Lösen Sie täglich ein bis zwei Tabletten oder

Nieren, Blase und Harnwege   PRAXIS

einen Teelöffel Natron in einem Glas Wasser auf – langsam trinken.
Tee: Bei Blähungen, Völlegefühl und träger Verdauung helfen Wermutkraut und Tausengüldenkraut; beide fördern die Magen- und Gallensaftabsonderung. Außerdem ist Minze hilfreich; sie wirkt entkrampfend. Bereiten Sie sich aus den drei Kräutern eine Mischung zu gleichen Teilen zu. Nehmen Sie einen Teelöffel pro Tasse, übergießen Sie die Mischung mit siedendem Wasser und lassen Sie den Tee maximal fünf Minuten ziehen. Trinken Sie ein bis zwei Tassen pro Tag. Sie können den Tee mit Milchzucker süßen.
Auch Lapachotee, ein altes Heilmittel der Inkas, ist hilfreich; er wirkt immunstimulierend und hilft gegen Candida-Pilze. Übergießen Sie einen gehäuften Teelöffel mit einer Tasse kochendem Wasser und lassen Sie den Tee fünf bis zehn Minuten ziehen. Während der Kur sollten Sie täglich drei Tassen trinken.

Nieren, Blase und Harnwege

Blasen- und Nierenerkrankungen müssen auf jeden Fall fachärztlich behandelt werden. Begleitend dazu können auch Schüßler-Salze die Blasen- und Nierenfunktion anregen. Sollten Sie schon öfter an Blasenentzündung erkrankt sein, ist im Anschluss an die folgende Kur die Immunkur (Seite 87) für Sie geeignet.

Durchspülung und Stärkung von Blase und Nieren

- Nr. 18 Calcium sulfuratum D6 – wirkt ausscheidend
- Nr. 4 Kalium chloratum D6 – stärkt das Nieren- und Blasengewebe
- Nr. 10 Natrium sulfuricum D6 – begünstigt die Harnausscheidung
- Nr. 16 Lithium chloratum D6 – bei Nierenproblemen
- unterstützend Salbe Nr. 4 Kalium chloratum

Kur: Von jedem der drei erstgenannten Salze nehmen Sie sechs bis acht Tabletten: die Nr. 18 im Lauf des Vormittags (in Abständen immer wieder eine Tablette), die Nr. 4 im Lauf des Nachmittags und die Nr. 10 im Lauf des Abends. Sollten Ihre Probleme ausschließlich im Nierenbereich liegen (zum Beispiel Nierensteine), nehmen Sie von der Nr. 16 sechs Tabletten über den Tag verteilt dazu. Vor dem Schlafengehen massieren Sie während der Kur die Salbe Nr. 4 in der Nierengegend oberhalb des Beckens seitlich nach hinten ein.
Kurdauer: drei Wochen

Was Sie sonst noch tun können

Ernährung: Nahrungsmittel, die vor Nierensteinen schützen und die Nieren stärken, sind Linsen, Sojabohnen, Grünkohl, Vollkornprodukte, Fisch, Huhn, Brokkoli, Möhren und Süßkartoffeln. Reduzieren Sie tierisches Eiweiß.

KURPAKETE FÜR HÄUFIGE BESCHWERDEN

Urologen empfehlen Patienten, die schon öfter unter Nierensteinen zu leiden hatten, vor dem Schlafengehen einen halben Liter Flüssigkeit zu trinken, um während der Nacht die Blase zu entleeren. Das verringert die Urinkonzentration und die Steinbildung.

Für die Blase sind Tomaten, Spinat und Mangold ideal. Erdbeeren empfehle ich Ihnen bei schwacher Blase; sie festigen das Gewebe, wenn unwillkürlich Harn abgeht.

Frischpflanzensäfte (Seite 66): Legen Sie zwischendurch, am besten im Frühjahr, eine vierwöchige Kur mit Birkensaft und Zinnkrautsaft zur Kräftigung und Anregung von Nieren und Blase ein. Bitte nach Packungsanleitung einnehmen.

Brennnesselsaft regt die Wasserausscheidung an und ist hauptsächlich geeignet, wenn gleichzeitig rheumatische Beschwerden auftreten.

Schiele-Bäder (Seite 119): Sie stärken Niere und Blase und helfen auch bei leichteren Entzündungen.

Tee: Trinken Sie während Ihrer Nieren- oder Blasenkur zum Durchspülen der Harnwege drei Wochen lang täglich zwei Tassen Orthosiphonisblättertee (nicht bei eingeschränkter Herz- und Nierenfunktion); er fördert die Wasserausscheidung. Für eine Tasse nehmen Sie einen gehäuften Teelöffel Blätter; mit heißem Wasser übergießen und fünf bis zehn Minuten ziehen lassen.

Berberitzenbeeren (Sauerdorn) wirken nierenreinigend. Nehmen Sie zwei Teelöffel Beeren pro Tasse und kochen Sie diese kurz im Wasser auf; einige Minuten ziehen lassen. Trinken Sie ein bis zwei Tassen pro Tag.

Wasserpunktur (Seite 120): Damit können Sie die Nierendurchblutung anregen. Machen Sie die Punktur regelmäßig, und zwar nicht über den Nieren, sondern unterhalb an den Nierenreflexzonen, die im Bereich der Kreuz-Darmbein-Gelenke liegen.

Haut, Haare und Nägel

Pickel, fettige und trockene Haut sind die am häufigsten auftretenden Hautprobleme. Diesen Störungen können verschiedene Ursachen wie Mineralstoff- und Vitaminmangel, hormonelle Dysbalancen, Fehlbesiedlung der Darmflora, Stoffwech-

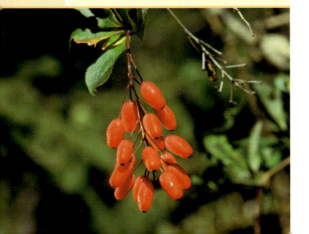

Tee aus Berberitzenbeeren reinigt die Nieren. Trinken Sie täglich zwei Tassen.

selstörungen oder Abwehrschwäche zugrunde liegen. Hier sind Salze wichtig, die die Haut stärken, die Durchblutung und den Stoffwechsel fördern.

Zu Haarausfall kann es nach schweren Krankheiten, nach einer Schwangerschaft, nach Impfungen oder Einnahme starker Medikamente kommen. Auch Durchblutungsstörungen der Kopfhaut, hormonelle Störungen, Schwermetallbelastung, Darmpilze oder Vitalstoffmangel können Haarausfall provozieren. Von Haarausfall spricht man, wenn über Wochen pro Tag mehr als 100 Haare ausfallen.

Brüchige und empfindliche Fingernägel sind oft Zeichen eines Nährstoffmangels von Silicium oder Biotin.

Folgende Kuren helfen Ihnen bei Problemen mit Haut, Haaren und Nägeln.

Fettige und entzündete Haut, Mitesser

- Nr. 9 Natrium phosphoricum D6 – reguliert die Fettabsonderung der Haut
- Nr. 10 Natrium sulfuricum D6 – hat eine entzündungshemmende Eigenschaft
- Nr. 11 Silicea D12 – wirkt ebenfalls entzündungshemmend und verbessert die Hautstruktur
- Nr. 12 Calcium sulfuricum D6 – wirkt gegen chronische Eiterungen und ersetzt die Nr. 11, wenn hartnäckige eitrige Pusteln im Vordergrund stehen
- unterstützend Salbe Nr. 9 Natrium phosphoricum

Kur: Nehmen Sie von jedem Salz vier bis sechs Tabletten und bereiten Sie täglich einen Schüßler-Drink damit zu (Seite 14). Als Nachtcreme tragen Sie die Salbe Nr. 9 dick auf. Sie ist zwar fettig, aber das schont und reguliert die eigene Fettbildung der Haut über Nacht.

Kurdauer: vier bis sechs Wochen

Entzündlich gereizte, empfindliche, fleckige und gerötete Haut

- Nr. 3 Ferrum phosphoricum D12 – wirkt entzündungshemmend und beruhigt die Haut
- Nr. 14 Kalium bromatum D6 – hilft bei chronischen Hautleiden
- Nr. 11 Silicea D12 – pflegt empfindliche Haut
- unterstützend Salbe Nr. 11 Silicea

Kur: Nehmen Sie von jedem Salz eine Tagesdosis von sechs bis acht Tabletten: Im Lauf des Vormittags lutschen Sie immer wieder eine Tablette der Nr. 3, im Lauf des Nachmittags die Nr. 14 und im Lauf des Abends die Nr. 11. Über Nacht tragen Sie dünn die Salbe Nr. 11 auf.

Kurdauer: vier bis sechs Wochen

Allergische Hauterkrankungen

- Nr. 6 Kalium sulfuricum D6 – fördert die Neubildung der Haut
- Nr. 17 Manganum sulfuricum D6 – reduziert die allergische Anfälligkeit
- Nr. 22 Calcium carbonicum D6 – wirkt generell antiallergisch

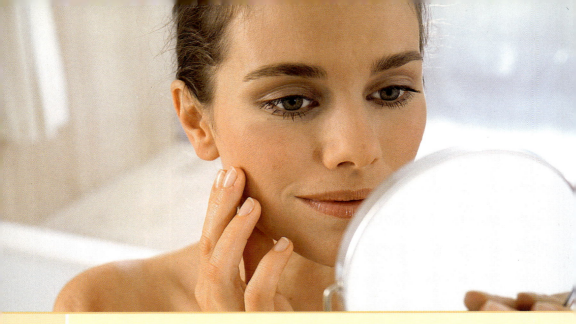

> Bei empfindlicher Haut hilft Ihnen vor allem Silicea – in Salben- und Tablettenform.

> - Nr. 7 Magnesium phosphoricum D6 – bei Juckreiz
> - unterstützend Salbe Nr. 3 Ferrum phosphoricum, Salbe Nr. 11 Silicea

Kur: Von jedem der drei erstgenannten Salze nehmen Sie vier bis sechs Tabletten über den Tag verteilt ein; bei Juckreiz zusätzlich Nr. 7 Magnesium phosphoricum D6 als Heiße Sieben (Seite 14). Als Salben die Nr. 3 bei Entzündungen oder die Nr. 11 zur Hautregeneration.

Kurdauer: vier bis sechs Wochen

Störungen der Schweißbildung

> - Nr. 5 Kalium phosphoricum D6 – hilft bei übel riechendem Schweiß, wenn psychische Anspannung die Ursache ist
> - Nr. 8 Natrium chloratum D6 – reguliert den Flüssigkeitshaushalt des Körpers
> - Nr. 11 Silicea D6 – reguliert die Schweißbildung bei zu starkem oder zu geringem Schwitzen
> - Nr. 2 Calcium phosphoricum D6 – ersetzt die Nr. 11 bei partieller Schweißbildung, beispielsweise am Hinterkopf

Kur: Bereiten Sie sich aus je sechs Tabletten der drei gewählten Salze einen Schüßler-Drink (Seite 14) zu. Bei übermäßigem Achselschweiß lösen Sie 10 bis 20 Tabletten Nr. 20 Kalium Aluminium sulfuricum D6 in einer sehr geringen Menge Wasser auf und bereiten einen Brei daraus. Diesen streichen Sie während der Kur abends in die – möglichst rasierten – Achselhöhlen und lassen ihn über Nacht wirken. Mit reichlich Wasser abspülen. Falls es juckt, bitte sofort abwaschen.

Kurdauer: drei bis sechs Wochen

Haut, Haare und Nägel — PRAXIS

Trockene Lippen
- Nr. 1 Calcium fluoratum D12 – hilft bei verhärteten Lippen
- Nr. 3 Ferrum phosphoricum D12 – wirkt Lippenreizungen entgegen
- unterstützend Salbe Nr. 3 Ferrum phosphoricum und Salbe Nr. 1 Calcium fluoratum

Kur: Von jedem Salz nehmen Sie über den Tag verteilt sechs bis acht Tabletten. Morgens streichen Sie die Salbe Nr. 3 auf die Lippen, abends die Salbe Nr. 1.
Kurdauer: zwei bis drei Wochen

Lippenbläschen, Bläschenausschlag (Herpes simplex)
- Nr. 8 Natrium chloratum D6 – bei genereller Herpesneigung
- Nr. 9 Natrium phosphoricum D6 – bei Bläschen mit gelblichem Inhalt
- Nr. 10 Natrium sulfuricum D6 – bei Bläschen mit dunkelgelbem Inhalt
- unterstützend Salbe Nr. 8 Natrium chloratum

Kur: Nehmen Sie von zwei Salzen (bitte entscheiden Sie, ob die Nr. 9 oder die Nr. 10 für Sie zutreffend ist) über den Tag verteilt sechs bis acht Tabletten ein. Tragen Sie zwei- bis dreimal wöchentlich die Salbe Nr. 8 auf die Lippen auf.
Kurdauer: vier bis sechs Wochen

Haarausfall
- Nr. 3 Ferrum phosphoricum D12 – fördert das Haarwachstum
- Nr. 4 Kalium chloratum D6 – hilft bei belastenden Einflüssen, etwa durch Medikamente, die einen Haarausfall ausgelöst haben
- Nr. 5 Kalium phosphoricum D6 – hilft bei kreisrundem Haarausfall
- Nr. 11 Silicea D12 – stärkt die Haare, verhindert Haarausfall
- Nr. 21 Zincum chloratum D6 – schützt die Haare vor dem Ausfallen und Dünnerwerden
- unterstützend Salbe Nr. 5 Kalium phosphoricum

TIPP: BIOCHEMISCHE HAARPACKUNG

Mit einer biochemischen Haarpackung führen Sie der Kopfhaut wichtige Nährstoffe zu. Die Methode hilft auch bei fettigem Haar.
- Lösen Sie abends 10 bis 20 Tabletten Nr. 8 Natrium chloratum D6 – bei fettigen Haaren Nr. 9 Natrium phosphoricum D6 – in einer Tasse mit heißem Wasser auf. Lassen Sie das Ganze auf Handwärme abkühlen und massieren Sie es ins Haar ein. Dann binden Sie sich ein Handtuch um den Kopf und waschen die Haare am nächsten Morgen mit einem milden Shampoo.
- Bei empfindlicher Kopfhaut waschen Sie die Haare nach zwei Stunden Einwirkzeit aus.

Kur: Bereiten Sie sich täglich morgens einen Schüßler-Drink (Seite 14) zu: Von jedem Salz (Nr. 4 und Nr. 5 nur, soweit es zutrifft) nehmen Sie zwei bis vier Tabletten. Bei kreisrundem Haarausfall tragen Sie täglich die Salbe Nr. 5 auf.
Kurdauer: sechs Wochen

Kopfschuppen

- Nr. 8 Natrium chloratum D6 – reguliert den Feuchtigkeitshaushalt der Kopfhaut
- Nr. 10 Natrium sulfuricum D6 – wirkt der kleieartigen Hautschuppenbildung entgegen

Kur: Von jedem Salz lassen Sie sechs bis acht Tabletten täglich im Mund zergehen. Für die äußerliche Anwendung: Machen Sie ein- bis zweimal wöchentlich die biochemische Haarpackung (Seite 83).
Kurdauer: vier Wochen

Fettige Haare

- Nr. 9 Natrium phosphoricum D6 und
- Nr. 10 Natrium sulfuricum D6 – beide regulieren die Fettbildung der Kopfhaut

Kur: Lassen Sie von jedem Salz über den Tag verteilt sechs bis acht Tabletten im Mund zergehen. Machen Sie zudem eine biochemische Haarpackung (Seite 83).
Kurdauer: vier Wochen

Brüchige Fingernägel, Nagelwachstumsstörungen, Nagelpilze

- Nr. 1 Calcium fluoratum D12 und
- Nr. 11 Silicea D12 – beide festigen das Nagelgewebe und fördern das Wachstum
- unterstützend Salbe Nr. 11 Silicea oder Salbe Nr. 1 Calcium fluoratum

Kur: Von jedem Salz nehmen Sie über den Tag verteilt sechs Tabletten. Morgens und abends tragen Sie die Salbe Nr. 11 dünn auf die Nägel auf. Bei Nagelpilzen machen Sie mit der Salbe Nr. 1 tagsüber und nachts ein Salbenpflaster: Salbe auf den befallenen Nagel dick auftragen, mit einem Heftpflaster fixieren, für 12 bis 24 Stunden auf dem Nagel lassen.
Kurdauer: zwei bis drei Monate

Was Sie sonst noch tun können

Ernährung: Vollwertige, ballaststoffreiche Kost und viel frisches Obst und Gemüse sind für Haut, Haare und Nägel sehr wichtig. Verzichten Sie auf fettreiche Speisen, Süßigkeiten, scharfe Gewürze und Alkohol. Bei heftigen Schwitzattacken in den Wechseljahren können Sie als Nahrungsergänzung Isoflavone aus der Sojapflanze (erhältlich in der Apotheke) einnehmen; sie wirken regulierend auf den Hormonhaushalt.

Frischpflanzensäfte (Seite 66): Zur Blutreinigung empfehlenswert sind Brennnesselsaft und Löwenzahnsaft. Bitte nach Packungsanleitung einnehmen.

Gesichtsdampfbad (Seite 117 f.): Bei fettiger, entzündeter, empfindlicher und geröteter Haut, bei Akne und Mitessern empfiehlt es sich, ein- bis zweimal wöchentlich ein Gesichtsdampfbad anzuwenden.

Gesichtsmaske: Sie hilft, wie auch die Gesichtspackung, bei unreiner und fettiger Haut. Pulverisieren Sie in einer elektrischen Kaffeemühle oder mit einem Mörser 10 bis 15 Tabletten Nr. 11 Silicea D6. Das so gewonnene Pulver vermischen Sie mit einem guten Bienenhonig und tragen den entstandenen Brei aufs Gesicht auf. 15 Minuten einwirken lassen; die Maske lauwarm abwaschen.

Gesichtspackung: Legen Sie bei unreiner und fettiger Haut einmal wöchentlich eine Gesichtspackung mit Tonerde oder Lehm (erhältlich in der Apotheke) auf; beide ziehen Schlackenstoffe und Fett aus der Haut und reinigen sie porentief. Die Tonerde oder den Lehm gut auf der Haut verstreichen – die Augenregion dabei frei lassen – und 15 bis 30 Minuten einwirken lassen.

Kaffeekohle nach Dr. Heisler (Seite 118): Bei chronischen Hautausschlägen nehmen Sie mehrmals täglich einen Teelöffel Pulver mit etwas Wasser ein.

Kneipp-Anwendung: Bei brüchigen Fingernägeln, Nagelwachstumsstörungen und Nagelpilzen bürsten Sie unter fließend kaltem Wasser die Finger oder Zehen mit einer Handbürste zu den Finger- beziehungsweise Zehenspitzen hin. Das regt die Nährstoffversorgung und Durchblutung an und verbessert die Sauerstoffzufuhr.

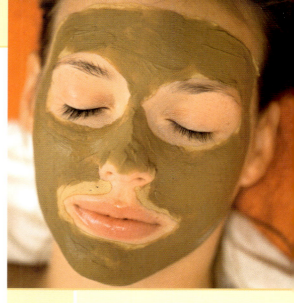

Eine Gesichtspackung mit Lehm oder Tonerde reinigt die Haut porentief.

Musik-Resonanztherapie nach Hübner (Seite 118): Die Musik-CD »Neurodermitis/Schuppenflechte« von Peter Hübner ist so zusammengestellt, dass sie über die Tonfrequenzen (»Heilschwingungen«) für die Haut und über das Unterbewusstsein die Hautheilung fördert. Hören Sie die CD, wenn möglich, mehrmals täglich und entspannen Sie sich dabei.

Nahrungsergänzung: Bei allergischen Hauterkrankungen sind Vitamin C, Methionin (eine Aminosäure), Kalzium, Mangan und Kupfer wichtig. Sie alle wirken auf die Freisetzung und den Abbau von Histamin – ein Gewebshormon, das die entzündlichen Hauterscheinungen auslöst. In der Apotheke gibt es verschiedene Präparate, die Sie nach der jeweiligen Dosierungsanleitung einnehmen können.

INFO

WELCHE VITALSTOFFE FEHLEN?

An bestimmten Anzeichen der Haut können Sie erkennen, welche Vitalstoffe Ihrem Körper möglicherweise fehlen. Die entsprechenden Nahrungsergänzungsmittel erhalten Sie als Einzel- oder Kombinationspräparate in der Apotheke.

- Bei schlaffer Haut liegt häufig ein Proteinmangel vor.
- Trockener, schrundiger Haut mangelt es an essentiellen Fettsäuren oder auch an Niacin (Vitamin B3).
- Wenn die Haut rissig und aufgesprungen ist, kann ein Vitamin-B6-Mangel vorliegen.
- Bei trockener Haut und Juckreiz kann ein Vitamin-A-Mangel oder auch ein Biotinmangel die Ursache sein.
- Rötungen der Haut, meist der Wangen, deuten auf eine Sauerstoffverwertungsstörung oder einen Vitamin-B2-Mangel hin.
- Ist die Haut an Stirn, Nase und Kinn fettig, liegt vermutlich ein Vitamin-B2-Mangel vor.
- Pickel im Gesicht deuten auf Vitamin-A-Mangel oder Zinkmangel hin.
- Bei Falten im Außenbereich der Augen, so genannten Krähenfüßen, ist oft ein Siliciummangel die Ursache.
- Steilfalten oberhalb der Lippen weisen auf einen Vitamin-B2-Mangel oder hormonelle Störungen in den Wechseljahren hin.
- Mundwinkeleinrisse können durch Vitamin-B2-Mangel verursacht sein.
- Immer wieder auftretende sommerliche Hautausschläge (Sonnenallergie) können auf einen Mangel an Beta-Carotin hinweisen.
- Weiße Flecken auf den Fingernägeln deuten auf Zinkmangel hin.
- Folsäuremangel kann schlechtes Nagelwachstum verursachen.

Sauna: Bei mangelhafter Schweißbildung gehen Sie regelmäßig in die Sauna, am besten ein- bis zweimal wöchentlich. Das reguliert die Schweißbildung. Allerdings stellt sich der Körper nicht von heute auf morgen um. Seien Sie also nicht enttäuscht, wenn es nicht auf Anhieb klappt.
Schiele-Bäder (Seite 119): Bei Akne empfehle ich Ihnen ansteigende Fußbäder mit Rosenblättern. Geben Sie eine Hand voll

Rosenblätter in das Fußbad. Zur Regulation von Fußschweiß geben Sie dem Fußbad anstatt der Rosenblätter fünf bis zehn Tabletten Nr. 22 Calcium carbonicum D6 und fünf Tabletten Nr. 11 Silicea D3 bei.
Tee: Bei übermäßigem Schwitzen trinken Sie während der Kur täglich zwei bis drei Tassen schweißhemmenden Salbeitee: Einen gehäuften Teelöffel Salbeiblätter mit einer Tasse heißem Wasser übergießen, zehn Minuten ziehen lassen.
Salbeitee hilft auch bei Lippenbläschen: Bei den ersten Symptomen die entzündete Haut tagsüber immer wieder mit einem im Tee getränkten Tuch abtupfen.
Wasserfalleffekt und Wasserpunktur (Seite 120): Beide sind generell bei allen Hauterkrankungen fantastische Möglichkeiten, um auf die Durchblutung und Heilung der Haut einzuwirken.

Möglichkeiten in der Praxis
Stuhluntersuchung: Lassen Sie eine Stuhlprobe auf Darmpilze und bakterielle Fehlbesiedlung des Darms untersuchen. Bei hartnäckigen Hautauschlägen und Akne liegt häufig ein Pilzbefall im Darm vor. Ist der Befund des Labors positiv, muss unbedingt eine Antipilzbehandlung erfolgen.

Immunsystem

Probleme der Körperabwehr äußern sich in immer wieder auftretenden Erkältungskrankheiten oder allergischen Krankheiten. Der Körper kann sich nur ungenügend gegen Erreger und Fremdstoffe schützen. Vor allem bakterielle Fehlbesiedlungen im Darm oder Darmpilze können die Abwehr schwächen, denn der Darm bildet eine natürliche Barriere gegen Keime. Einseitige Kost sowie regelmäßiger und üppiger Verzehr von Süßigkeiten schwächen die Abwehr zusätzlich. Mit Schüßler-Salzen können Sie Ihr Immunsystem stärken.

Die bewährte Immunkur
- Nr. 3 Ferrum phosphoricum D12 und
- Nr. 7 Magnesium phosphoricum D6 – beide stärken die Abwehr
- Nr. 6 Kalium sulfuricum D6 – wirkt regenerierend auf Haut- und Schleimhautzellen und macht sie widerstandsfähiger

SORGEN SIE FÜR EINEN GESUNDEN SCHLAFPLATZ

Elektrosmog und geopathogene Zonen (Erdstrahlen oder Wasseradern) gefährden besonders am Schlafplatz Ihre Gesundheit und schwächen Ihre Abwehr. Stellen Sie daher niemals einen Radiowecker näher als einen Meter neben Ihr Bett. Mithilfe der Geopathologie (Seite 117) können Sie Belastungen durch Erdeinflüsse vermeiden.

> unterstützend Salbe Nr. 3 Ferrum phosphoricum

Kur: Nehmen Sie vormittags zwei bis vier Tabletten der Nr. 3, nachmittags zwei bis vier Tabletten der Nr. 7 und im Lauf des Abends zwei bis vier Tabletten der Nr. 6. Massieren Sie außerdem abends vor dem Schlafengehen mit der Salbe Nr. 3 den Bereich der Thymusdrüse; diese liegt auf der Brustmitte, eine Hand breit unterhalb der Drosselgrube.
Kurdauer: vier Wochen

TIPP

VITAMINE, VITAMINE!

Für die kalte Jahreszeit empfehle ich Ihnen zweimal wöchentlich eines der folgenden Rezepte. Damit stärken Sie Ihre Abwehr.

Vitaminbombe
1/2 Apfel ▪ 1/2 Zitrone ▪ 1 Orange ▪ 3 Möhren ▪ 1/2 rote Bete ▪ 1 Fenchelblatt ▪ 1/3 Sellerieknolle
Zubereitung: Alle Zutaten im Mixer zerkleinern und als Kompott zum Frühstück genießen.

Vitamindrink
1/3 l Rote-Bete-Saft ▪ 1/3 l Möhrensaft ▪ 1/3 l Wasser ▪ 2 EL Sanddornsirup
Zubereitung: Alle Zutaten zu einem leckeren – auch farblich sehr ansprechenden – Getränk mixen.

Was Sie sonst noch tun können

Bewegung: Frische Luft und Bewegung sind für die Stärkung der Körperabwehr sehr wichtig. Bewegen Sie sich täglich bis zu zwei Stunden im Freien.
Ernährung: Wenn Sie des Öfteren unter bakteriellen Infekten leiden, essen Sie regelmäßig Kresse oder Meerrettich – beide haben eine antibakterielle und vorbeugende Wirkung. Knoblauch und Zwiebeln stärken zudem das Immunsystem.
Musik-Resonanztherapie nach Hübner (Seite 118): Hören Sie die CD »Hormon- und Immunsystem« von Peter Hübner: Die Musikfolgen (Tonfrequenzen) sind genau auf die Schwingungen des Hormon- und Immunsystems abgestimmt. Hören Sie die CD ein- bis zweimal täglich und entspannen Sie sich dabei.
Reflexzonentherapie nach Spielmann (Seite 71): Beachtliche Erfolge erzielen Patienten, die regelmäßig die Reflexzonen der Abwehr massieren (siehe rechts).
So machen Sie es richtig: Verwenden Sie die Schüßler-Salbe Nr. 7 als Massagecreme und führen Sie alle Massagebewegungen in Richtung des Haarwachstums, also körperabwärts, aus. Beginnen Sie mit den Oberarmen (Zone für die Nebenschilddrüsen). Dann folgt das Brustbein (Thymusdrüse), anschließend die Innenseiten der Oberschenkel im Schritt (ebenfalls Nebenschilddrüsen). Die Massage sollte mehrmals täglich durchgeführt

werden, bis Besserung eintritt. Massieren Sie die einzelnen Körperzonen nacheinander jeweils drei bis fünf Minuten lang.
Wasserfalleffekt (Seite 120): Atmen Sie mit negativen Ionen angereicherte Luft ein. Das verbessert die Sauerstoffaufnahme und stärkt die Abwehrmechanismen des Körpers.

Bewegungsapparat

Kaum ein Mensch über 40 Jahre ist im Bereich der Bänder, Sehnen, Gelenke und Muskeln völlig beschwerdefrei.
Sollten Sie unter chronischen Gelenkbeschwerden wie Arthrose oder Arthritis leiden, empfehle ich Ihnen die Rheumakur. Bei Muskelhartspann, Fibromyalgie, Weichteilrheuma oder Sehnentzündung rate ich zur zweiten Kur.

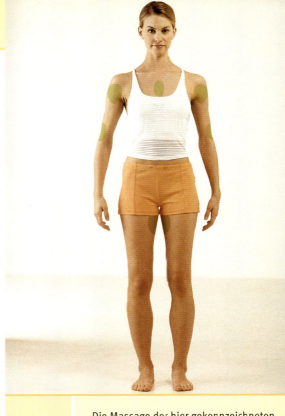

Die Massage der hier gekennzeichneten Reflexzonen der Abwehr stimuliert das Immunsystem.

Die bewährte Rheumakur

- Nr. 4 Kalium chloratum D6 – wirkt Entzündungen entgegen
- Nr. 7 Magnesium phosphoricum D6 – wirkt schmerzstillend
- Nr. 10 Natrium sulfuricum D6 – regt die Ausscheidung von Entzündungsstoffen an, wirkt entzündungshemmend
- Nr. 11 Silicea D12 und
- Nr. 17 Manganum sulfuricum D6 – beide fördern den Knorpelaufbau
- Nr. 22 Calcium carboncium D6 – stabilisiert die Knochen
- unterstützend Salbe Nr. 1 Calcium fluoratum (alternativ Salbe Nr. 4 Kalium chloratum) und Salbe Nr. 11 Silicea

Kur: Von jedem Salz (ausnahmsweise sind es diesmal sechs auf einmal) nehmen Sie zwei bis vier Tabletten und bereiten sich damit einen Schüßler-Drink zu (Seite 14). Zusätzlich legen Sie über Nacht Salbenumschläge auf: Mischen Sie je einen Salbenstrang der Salbe Nr. 1 und Nr. 11 in der Handfläche, streichen die Salbe auf die erkrankte Stelle und fixieren diese mit ei-

KURPAKETE FÜR HÄUFIGE BESCHWERDEN

nem dünnen Tuch. Bei entzündlichen Gelenkerkrankungen nehmen Sie statt der Salbe Nr. 1 die Salbe Nr. 4.
Kurdauer: drei bis sechs Wochen

Muskelhartspann, Fibromyalgie, Weichteilrheuma, Sehnenentzündung

- Nr. 1 Calcium fluoratum D12 – stärkt Bänder, Muskeln und Sehnen
- Nr. 3 Ferrum phosphoricum D12 – reduziert Entzündungen
- Nr. 7 Magnesium phosphoricum D6 – wirkt schmerz- und krampfstillend
- Nr. 13 Kalium arsenicosum D6 – stabilisiert die Muskulatur
- unterstützend Salbe Nr. 7 Magnesium phosphoricum

Kur: Nehmen Sie von jedem Salz über den Tag verteilt zwei bis vier Tabletten. Massieren Sie außerdem die erkrankten Stellen abends mit der Salbe Nr. 7.
Kurdauer: sechs Wochen

Was Sie sonst noch tun können

Ausdauertraining (Seite 116): Vor allem bei Arthrose empfehle ich Ihnen Ausdau-

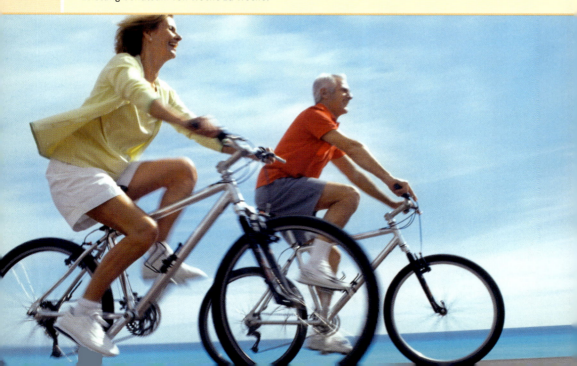

Radfahren ist eine besonders sanfte Ausdauersportart. Steigern Sie Ihre Leistung behutsam von Woche zu Woche.

ertraining. Steigern Sie Ihre Leistung – ob beim Radfahren oder Laufen – aber bitte langsam und behutsam.

Ernährung: Bei chronischen Gelenk- und Knochenerkrankungen sollten Sie auf Süßigkeiten und Schweinefleisch verzichten, den Verzehr von tierischem Eiweiß und Fetten reduzieren und sich vollwertig ernähren. Nahrungsmittel mit besonders günstiger Wirkung sind Brokkoli, grüne Erbsen, Grünkohl, Hirse, Linsen, Shiitake-Pilze, Schwarzwurzeln und Zwiebeln.

Frischpflanzensäfte (Seite 66): Birkensaft und Brennnesselsaft helfen bei Gelenk- und Muskelerkrankungen; sie regen die Ausscheidung von Schlacken an. Bitte nach Packungsanleitung einnehmen.

Musik-Resonanztherapie nach Hübner (Seite 118): Die Musik-CD »Schmerzen« von Peter Hübner basiert auf Tonfrequenzen (»Heilschwingungen«), die die körpereigene Ausschüttung von schmerzhemmenden Endorphinen anregen. Hören Sie die Musik möglichst mehrmals täglich und entspannen Sie sich dabei.

Nahrungsergänzung: Bei stärkerer Arthrose sind Schüßler-Salze zur Behandlung nicht ausreichend. Hier empfehle ich zusätzlich knorpelaufbauende Ergänzungsmittel, die über mehrere Monate eingenommen werden sollten. Diese Präparate sollten Glucosamin und Chondroitin enthalten – das sind Substanzen, die am Knorpelaufbau beteiligt sind. Fragen Sie in der Apotheke danach.

Reflexzonentherapie nach Spielmann: Bei rheumatischen Erkrankungen haben sich die Reflexzonen der Abwehr bewährt. Die Massageanleitung dazu finden Sie auf Seite 88.

Schmierseifenpackung: Ein altbewährtes Hausmittel bei rheumatischen Beschwerden ist die Schmierseifenpackung, die durchblutungsanregend und entzündungshemmend wirkt. Reiben Sie zweimal wöchentlich die betroffenen Gliedmaßen mit Schmierseife ein. Umwickeln Sie dann die Stellen mit einem Leinentuch und legen Sie darüber ein wollenes Tuch. In der ersten Woche sollten Sie die Packung nur 20 Minuten auf der Haut belassen, in der zweiten Woche zwei Stunden, in der dritten Woche vier Stunden, bei guter Verträglichkeit in der vierten Woche die ganze Nacht. Danach nehmen Sie ein warmes Bad. Bei Hautreizungen brechen Sie die Schmierseifenkur bitte ab.

Tee: Bei Arthrose hilft ein Tee mit Ackerschachtelhalm: Zwei Esslöffel auf vier Tassen Wasser geben und das Ganze kochen, bis die Wassermenge auf zwei Tassen reduziert ist. Trinken Sie zwei bis drei Tassen pro Tag über vier bis sechs Wochen. Bei rheumatischen Entzündungen hilft Eschenblättertee; er hat eine antirheumatische Wirkung: Geben Sie einen Teelöffel auf eine Tasse heißes Wasser und lassen Sie den Tee fünf Minuten ziehen. Trinken Sie zwei bis drei Tassen täglich über vier bis sechs Wochen.

Wärme: Fangopackungen und Wärmekissen (erhältlich in der Apotheke) sowie ein Besuch in der Sauna helfen bei Muskelhartspann, Fibromyalgie und Gelenkschmerzen.

Wasserpunktur (Seite 120): Diese Behandlung der Gelenke, Muskeln und Sehnen regt die Durchblutung und den Gewebestoffwechsel an. Das wirkt schmerzstillend und fördert den Abbau von entzündungsbedingten Schlackenstoffen.

Seele

Es gibt Zeiten, da sind wir traurig, deprimiert, melancholisch oder gar depressiv und wissen nicht, warum. Dann wieder sind wir fröhlich, energiegeladen und optimistisch und auch hierfür sehen wir nicht immer einen Grund.

Die Seele gibt uns Rätsel auf: Welche Einflüsse sind für das Auf und Ab in unserem Gefühlsleben verantwortlich? Wie kommt es, dass psychische Störungen heute mehr und mehr um sich greifen und fast vier Millionen Bundesbürger unter Depressionen leiden? Die Nährstoffmedizin macht Nährstoffmängel dafür verantwortlich, Sozialwissenschaftler sehen steigende berufliche Belastung, Stress und Angst vor Arbeitslosigkeit als Ursache an. Auch erblich bedingte konstitutionelle Schwächen, ungelöste Konflikte oder Störungen des Gehirnstoffwechsels werden als Auslöser für psychische Störungen in Betracht gezogen.

Bei ernsthaften Problemen ist in jedem Fall eine psychiatrische oder psychotherapeutische Behandlung angezeigt. Daneben versucht man in der biochemischen und naturheilkundlichen Behandlung, von verschiedenen Seiten stabilisierend auf die Psyche einzuwirken.

Melancholie, Verstimmungszustände, leichtere Depressionen und Angstzustände

> Nr. 5 Kalium phosphoricum D6 – das wichtigste Salz für die Psyche; es gehört in jedem Fall in Ihre Kurzusammenstellung

---

INFO

BACH-BLÜTEN – HILFE FÜR DIE SEELE

Es war das Verdienst des englischen Arztes Dr. Edward Bach (1886–1936), Blütenessenzen aus wild wachsenden Pflanzen in die Naturheilkunde einzuführen. Dr. Bach ordnete die Blüten verschiedenen seelischen Zuständen zu und behandelte seine Patienten erfolgreich damit. Bis heute werden seine Essenzen bei seelischen Beschwerden wie Angst, Unsicherheit, Überempfindlichkeit, Mutlosigkeit und Verzweiflung verordnet. Bach-Blüten lassen sich ausgezeichnet mit Schüßler-Salzen kombinieren.

Seele **PRAXIS**

- Nr. 14 Kalium bromatum D6 – wirkt auf das Zentralnervensystem und sollte nur bei psychischer Erregung, Unruhe oder Angst hinzugenommen werden
- Nr. 16 Lithium chloratum D6 – wirkt stärkend auf das seelische Befinden und sollte in jedem Fall hinzugenommen werden
- Nr. 17 Manganum sulfuricum D6 – nur bei Depressionen
- Nr. 21 Zincum chloratum D6 – nur bei Verstimmungszuständen und Depressionen

Kur: Von jedem der für Sie in Frage kommenden Salze nehmen Sie zwei bis vier Tabletten und bereiten sich damit einen Schüßler-Drink zu (Seite 14).
Kurdauer: drei bis vier Wochen, bei Bedarf auch länger

Unruhezustände und Nervosität

- Nr. 21 Zincum chloratum D6 – gleicht aus und beruhigt
- Nr. 7 Magnesium phosphoricum D6 – beruhigt und entspannt

Kur: Nehmen Sie über den Tag verteilt sechs bis zehn Tabletten der Nr. 21 und abends vor dem Schlafengehen die Nr. 7 als Heiße Sieben (Seite 14).
Kurdauer: vier Wochen

Was Sie sonst noch tun können

Aromaöle: Sie wirken auf die Psyche, indem die Riechzellen die aufgenommenen

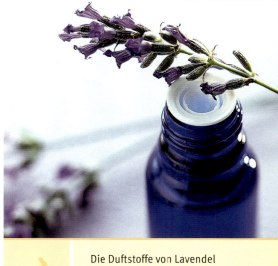

> Die Duftstoffe von Lavendel wirken beruhigend auf die Psyche.

Duftstoffe an das limbische System weitergeben – das ist der Bereich im Gehirn, in dem Gefühle entstehen. Aufmunternd und beruhigend wirken die Öle von Basilikum, Bergamotte, Geranie, Jasmin, Lavendel, Orangenblüten (Neroli), Sandelholz und Veilchen. Lassen Sie in einer Duftschale einige Tropfen eines oder mehrerer Öle verdunsten, das kann die Stimmung heben. Wichtig: Verwenden Sie nur echte ätherische, keine synthetischen Öle!
Ausdauertraining (Seite 116): Sehr zu empfehlen ist das tägliche Lauftraining, bei dem Sie Ihre Kilometerleistung immer wieder zu steigern versuchen. Sie können auch einen »aggressiven« Sport, etwa eine Kampfsportart, betreiben. Durch regelmäßige sportliche Aktivität werden Adrenalin und Noradrenalin im Körper ausgeschüttet,

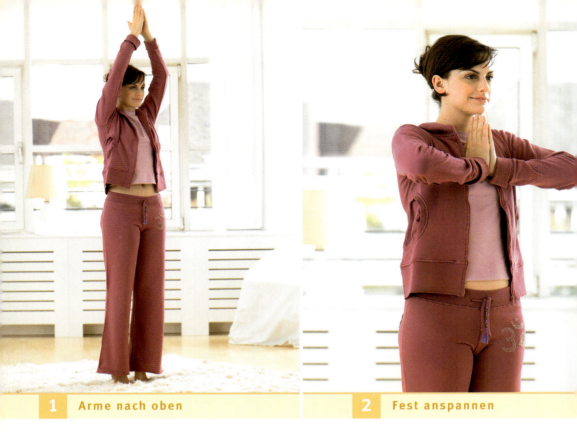

1 Arme nach oben   **2** Fest anspannen

das stimuliert das Mittelhirn und führt zu einer deutlich spürbaren Anhebung der Stimmungs- und Gemütslage.
Bach-Blüten: Bei Ängsten und Depressionen haben sich in meiner Praxis folgende Bach-Blüten (Seite 92) bewährt:
Nr. 20 Mimulus bei Phobien (wie Angst vor Tieren), Erwartungsangst, Nervosität, Schüchternheit sowie Nr. 21 Mustard bei Niedergeschlagenheit, Melancholie und Depression ohne erkennbare Ursache. Nehmen Sie während Ihrer Kur von jeder Essenz täglich zwei Tropfen; beide geben Sie in ein Glas Wasser, das Sie tagsüber schluckweise leertrinken.

Ernährung: Essen Sie viel Rohkost, vor allem grüne Salate, wegen des Gehalts an Chlorophyll – das wirkt aktivierend auf das Nervensystem. Zu empfehlen sind auch Bananen – sie enthalten das »Glückshormon« Serotonin und andere hirnwirksame Substanzen. Versuchen Sie, weitgehend zuckerfrei zu leben; Zucker kann psychische Symptome noch verschlimmern.
Frischpflanzensäfte (Seite 66): Zur Stärkung der Nerven trinken Sie Baldriansaft und Johanniskrautsaft. Beide wirken beruhigend und stimmungsaufhellend. Bitte nach Packungsanleitung einnehmen.

PRAXIS

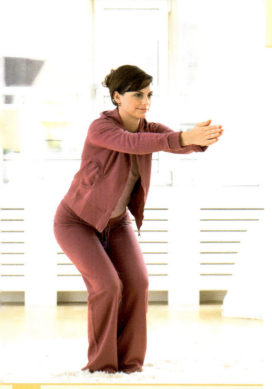

die Ellbogen in Schulterhöhe, die Hände berühren sich, die Fersen gehen zum Boden. Spannen Sie nochmals beide Hände fest an, sodass eine starke Spannung der Arm-, Brust- und Rückenmuskulatur entsteht. In dieser Position atmen Sie dreimal langsam tief ein und aus. Wölben Sie beim Einatmen den Bauch nach vorn und ziehen Sie ihn beim Ausatmen ein. Versuchen Sie, von Atemzug zu Atemzug das Ein- und Ausatmen zu intensivieren.

3 Knie beugen

HELMEL-ÜBUNGEN

Helmel-Übungen (siehe Fotos oben): Bei psychischer Erschöpfung und seelischen Verstimmungen können Sie mehrmals täglich diese Übung machen:
Stellen Sie sich aufrecht hin und nehmen Sie zwei Elastic-Rollen (Bezugsadresse Seite 122) in beide Hände; die Übung lässt sich auch ohne Rollen durchführen. Langsam, unter Anspannung der Arm-, Brust- und Rückenmuskulatur, führen Sie nun beide Arme zusammen nach oben über den Kopf; Sie stehen auf den Zehenspitzen. **1** Drücken Sie die Hände zusammen und ziehen Sie sie unter fester Spannung zur Brust. **2** Dabei bleiben

INFO

Bei diesen Übungen, die auch als Blutwell-Übungen bezeichnet werden, handelt es sich um ein von Heinrich Helmel (1893–1971) entwickeltes System dynamisch-rhythmischer Bewegungen. Mediziner haben ihre Wirkung bei folgenden Beschwerden bestätigt: Atemstörungen, Durchblutungsstörungen, Herzmuskelschwäche, hoher und niedriger Blutdruck, Katarrhe, Fettsucht, Muskelverspannungen, rheumatische Erkrankungen, Abwehrschwäche, Altersbeschwerden, körperliche und seelische Schwäche, psychische Verstimmungen und Schlafstörungen.
Heinrich Helmel hat die Übungen ausführlich in seinem Buch beschrieben (Seite 121), das ich Ihnen sehr empfehlen kann.

KURPAKETE FÜR HÄUFIGE BESCHWERDEN

Nach dem vierten Ein- und Ausatmen strecken Sie die Arme nach oben über den Kopf und senken sie gestreckt und waagerecht nach vorn bis auf Schulterhöhe. In dieser Position gehen Sie in die Knie. **3** Dann erheben Sie sich und stehen auf Zehenspitzen. Während Sie tief einatmen, führen Sie die gestreckten Arme wieder über den Kopf **1**, dann wieder vor die Brust. **2** Dies wiederholen Sie dreimal. Zum Schluss gehen Sie wieder in die Grundstellung zurück. Atmen Sie nochmals tief und langsam aus.

Johanniskraut (siehe unten): In verschiedenen Darreichungsformen wirkt Johanniskraut stimmungsaufhellend, antriebssteigernd und antidepressiv, aber erst bei einer Einnahmedauer von mindestens drei Wochen. Als unerwünschte Wirkung kann bei Hellhäutigen durch erhöhte Lichtempfindlichkeit ein Hautausschlag bei Sonneneinwirkung auftreten.

Kneipp-Anwendung: Kaltes Wasser (Reiztherapie) hat einen ähnlichen Effekt wie Sport. Duschen Sie morgens kalt. Zu empfehlen ist auch Wassertreten im Kneipp-Becken: Waten Sie im knietiefen Wasser im Storchengang – auf Zehenspitzen gehen und die Knie nach oben ziehen.

Musik-Resonanztherapie nach Hübner (Seite 118): Die Musik-CDs »Psychische Belastung/Angst« und »Lebensmut« von Peter Hübner sind so komponiert, dass sie durch ihre Tonfolge (Tonfrequenzen) sta-

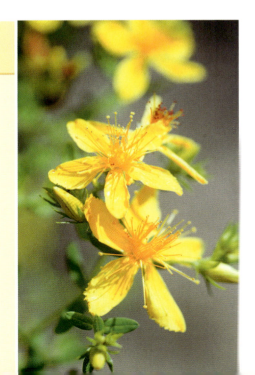

INFO

JOHANNISKRAUT HELLT DIE STIMMUNG AUF

Johanniskraut ist die am intensivsten erforschte Heilpflanze bei psychischen Problemen. Weltweit haben klinische Studien belegt, dass Johanniskraut bei leichten und mittelschweren Depressionen hilft. Für die Wirkung wird der Farbstoff Hypericin verantwortlich gemacht. Er bewirkt, dass der Patient das vorhandene Licht besser ausnutzen kann, was in vielen Fällen die Stimmung hebt. Hypericin erhöht außerdem die Konzentration des Hormons Melatonin, das den Schlaf reguliert.

bilisierend auf die Psyche wirken. Hören Sie ein- bis zweimal täglich eine dieser CDs und entspannen Sie sich dabei.
Nahrungsergänzung: Vitamine wirken stärkend auf Geist, Psyche und Körper. Am besten ist ein Kombinationspräparat – alternativ zwei Mischpräparate – mit den Vitaminen B1 (Thiamin), B3 (Riboflavin), B5 (Pantothensäure), B6 (Pyridoxin), B9 (Folsäure) und B12 (Cobalamin). Fragen Sie in der Apotheke danach.
Reflexzonenmassage nach Spielmann (Seite 71): Bei Nervosität und innerer Unruhe hilft die Massage der nachfolgend beschriebenen Körperzonen. Massieren Sie mehrmals täglich jede Stelle für drei bis fünf Minuten, immer in Richtung des Haarwachstums, also von der Körpermitte nach außen oder unten. Verwenden Sie als Massagecreme die Schüßler-Salbe Nr. 7. Beginnen Sie mit beiden Ellenbogen, anschließend massieren Sie die Finger und dann die Knie. Dort befinden sich die auf die Psyche stärkend wirkenden Nebennierenzonen. Die Massage sollte so lange durchgeführt werden, bis Besserung eintritt. Weitere Zonen für die Psyche finden Sie im Buch von Mathilde Spielmann-Kammer (Seite 121).
Tee: Passionsblume, Johanniskraut und Melisse helfen bei Depressionen. Mischen Sie die Teesorten zu gleichen Teilen und übergießen Sie pro Tasse zwei Teelöffel davon mit heißem Wasser. Fünf Minuten ziehen lassen; täglich drei Tassen trinken.

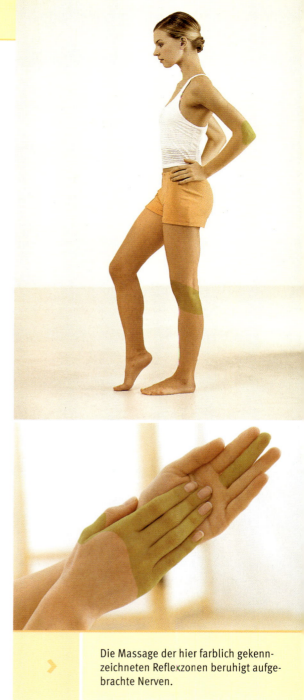

Die Massage der hier farblich gekennzeichneten Reflexzonen beruhigt aufgebrachte Nerven.

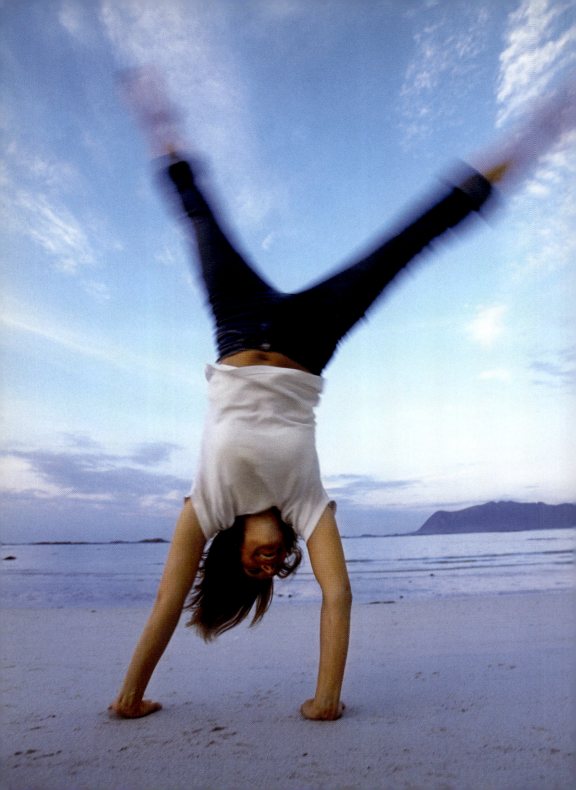

PRAXIS

Kuren fürs
Wohlbefinden

Rundum fit und im Gleichgewicht: Wie das zu erreichen ist und was Sie für Ihr allgemeines Wohlbefinden tun können, erfahren Sie in diesem Kapitel. Ob es darum geht, Stress abzubauen oder ein paar Kilos abzunehmen – eine Kur mit Schüßler-Salzen hilft Ihnen in jedem Fall. Auch hier können Sie mit begleitenden Maßnahmen den Kurerfolg unterstützen. Schon nach wenigen Wochen fühlen Sie sich wieder vital und ausgeglichen.

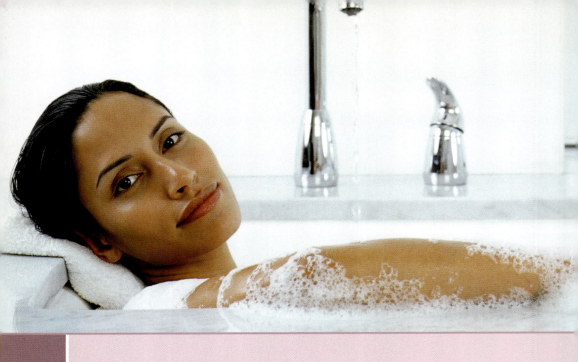

Kommen Sie ins Gleichgewicht!

Wenn Körper und Seele im Einklang sind, fühlen wir uns wohl und sind voller Energie. Dieses Ziel ist mit den folgenden Kuren ohne weiteres zu erreichen. Sie haben sich in der Praxis bestens bewährt.

Grundsätzlich ist dabei wichtig, dass Sie Ihrem Organismus genügend Ruhephasen gönnen, damit er sich auch wirklich erholen kann: Gehen Sie regelmäßig spazieren oder wandern, genießen Sie die Ruhe, wenn Sie einmal nichts zu tun haben, oder tanken Sie zwischendurch mit einem wundervoll entspannenden Bad neue Kräfte. Wenn Sie zudem gesund und maßvoll essen und trinken und Konsumgifte wie Alkohol und Kaffee reduzieren, sind Sie bereits auf dem besten Weg zu mehr Vitalität und Wohlbefinden.

Vital und leistungsfähig werden

Ob wir uns gut in Form fühlen, hängt von verschiedenen Faktoren ab – unter anderem von seelischer Ausgeglichenheit,

Vital und leistungsfähig werden   PRAXIS

genügend Schlaf, ausreichender körperlicher Bewegung an frischer Luft und einer vitalstoffreichen Ernährung. Ständiger Stress dagegen kann unser Wohlbefinden und unsere Leistungsfähigkeit enorm beeinträchtigen.
Kuren mit Schüßler-Salzen helfen Ihnen, neue Kräfte für den Alltag zu mobilisieren. Schon bald fühlen Sie sich den täglichen Anforderungen besser gewachsen, sind ausgeglichen, ruhig und dabei voller Energie.

Die Anti-Stress-Kur
- Nr. 5 Kalium phosphoricum D6 – gibt Körper, Geist und Seele Kraft
- Nr. 3 Ferrum phosphoricum D12 – verbessert die Sauerstoffaufnahme
- Nr. 7 Magnesium phosphoricum D6 – fördert Schlaf und Erholung über Nacht

Kur: Nehmen Sie morgens fünf bis zehn Tabletten der Nr. 5, mittags drei bis fünf Tabletten der Nr. 3 und abends fünf bis zehn Tabletten der Nr. 7. Die Tabletten analog der Heißen Sieben (Seite 14) in heißem Wasser auflösen und schluckweise trinken.
Kurdauer: drei Wochen

Die Kur zur körperlichen Stärkung
- Nr. 18 Calcium sulfuratum D6 – wirkt entgiftend und regt den Stoffwechsel an
- Nr. 23 Natrium bicarbonicum D6 – regelt Stoffwechsel, Verdauung und entsäuert das Gewebe
- Nr. 2 Calcium phosphoricum D6 – regeneriert und mobilisiert Energien
- Nr. 6 Kalium sulfuricum D6 – unterstützt die Entgiftungsleistung der Leber
- Nr. 10 Natrium sulfuricum D6 – regt generell die Ausscheidung an

Kur: Von jedem Salz nehmen Sie täglich dreimal zwei Tabletten ein – aber jeden Tag nur ein Salz: am ersten Tag die Nr. 18, am zweiten Tag die Nr. 23, am dritten Tag die Nr. 2, am vierten Tag die Nr. 6 und am fünften Tag die Nr. 10. Anschließend beginnen Sie von vorn.
Kurdauer: drei bis sechs Wochen

Was Sie sonst noch tun können

Ernährung: Bereiten Sie sich täglich ein Power-Müsli (Rezept Seite 102) zu. So starten Sie optimal versorgt in den Tag. Um sich vital und gesund zu fühlen, ist es außerdem sehr wichtig, reichlich Wasser zu trinken. Eineinhalb bis zwei Liter Wasser pro Tag (Kaffee, Alkohol und Säfte zählen nicht zur Tagesmenge!) sind für die Gesundheit optimal. Bei vielen Menschen ist das natürliche Durstgefühl verloren gegangen – doch wenn sie einmal angefangen haben genügend zu trinken, stellt es sich meist von selber wieder ein.
Geopathologie (Seite 117): Falls Sie sensibel auf geopathologische Einflüsse reagieren, leidet Ihre Leistungsfähigkeit darunter. Lassen Sie Ihren Bettplatz von einem Rutengänger untersuchen.

101

KOMMEN SIE INS GLEICHGEWICHT!

Mentale Hilfen: Wenn Sie den täglichen Anforderungen gegenüber stehen, setzen Sie sich nicht selbst unter Druck, sonst steigern Sie sich immer mehr in negative Gedankenmuster hinein. Sie fühlen sich so, wie Sie denken, nämlich emotional schlecht, wenn Sie die Anforderungen im Beruf, im Haushalt und in der Familie als Belastung empfinden. Verändern Sie daher Ihre Gedanken, sagen Sie sich beispielsweise: »Ich mache alles in Ruhe und Gelassenheit, auch wenn ich länger daran sitze oder später von der Arbeit heimkomme. Mir geht es gut dabei.« Bedenken Sie: Sie sind ein Mensch, Sie geben sich Mühe, Ihre Arbeit gut zu verrichten – mehr können und müssen Sie nicht tun.

Nahrungsergänzung: B-Vitamine helfen Ihnen, den Anforderungen im Alltag besser gerecht zu werden und Kräfte zu mobilisieren. Nehmen Sie über die Dauer der Kur einen Vitaminkomplex aus B-Vitaminen ein (erhältlich in der Apotheke). Das unterstützt die Wirkung der Kur mit Schüßler-Salzen.

Natron (Seite 119): Die verjüngende Wirkung eines Natronbades ist bereits seit Jahrzehnten bekannt. Es fördert die Durchblutung und vitalisiert den ganzen Körper. Verwenden Sie ein bis zwei 50-Gramm-Beutel Natron und verteilen Sie das Pulver in einem warmen Vollbad. Die Badedauer beträgt etwa 20 Minuten. Wichtig: So ein Bad sollten Sie regelmäßig, am besten ein- bis zweimal wöchentlich, nehmen.

Vollbäder (Seite 109): Ein warmes Vollbad mit Rosmarin oder Zitrone (fertige

---

TIPP

POWER-MÜSLI – DER PERFEKTE START IN DEN TAG

Zutaten: 1 Banane ▪ 2 EL Nüsse (Walnüsse, Paranüsse, Cashewkerne, Erdnüsse oder Haselnüsse) ▪ 5–7 EL Haferflocken oder Fertigmüsli-Mischung ▪ 1 EL Blütenpollen ▪ 1 EL Weizenkeime ▪ 1 EL Erdmandelflocken (aus dem Reformhaus) ▪ 1 EL Weizenkeimöl ▪ 1 EL Sanddornsirup ▪ 1–2 TL Laktobazillen (aus der Apotheke oder dem Reformhaus) ▪ 2 TL Biocarotin (aus dem Reformhaus) ▪ 250 ml Milch
Zubereitung: Die Banane in Scheibchen schneiden, die Nüsse grob hacken. Mit den übrigen Zutaten in eine Schüssel geben und vorsichtig miteinander vermengen. Fertig ist das Power-Müsli, das nicht nur lange vorhält, sondern Ihnen auch Energie für die Anforderungen des Tages verleiht.

Badezusätze gibt es in Apotheken und Reformhäusern) wirkt vitalisierend und stimulierend auf Körper und Seele.
Wasserfalleffekt (Seite 120): Atmen Sie täglich ionisierte, sauerstoffreiche Luft – Sie fühlen sich danach leistungsfähig und energiegeladen.

Entschlacken und den Stoffwechsel anregen

Mit dem Begriff Stoffwechsel sind alle Umwandlungsvorgänge von Stoffen im Organismus gemeint, einschließlich deren Abbau und Zerfall. Ist die Stoffwechseltätigkeit durch chronische Belastungen gestört, laufen manche Reaktionen langsamer ab. Das hängt damit zusammen, dass Organe und Zellen sich stets Entgiftungs- und Ausscheidungsaufgaben widmen müssen, worunter ihre Leistungsfähigkeit leidet.

Den Stoffwechsel anzuregen und zu entlasten bedeutet zuallererst: ausleiten und entgiften, also entschlacken. Mit der volkstümlichen Bezeichnung »Schlacken« sind Um- und Abbauprodukte des Stoffwechsels gemeint, die der Körper bei übermäßiger Belastung des Organismus, zum Beispiel durch Genussgifte, im Fett-, Muskel- und Gefäßgewebe deponiert. Entschlacken können Sie mit einer Diät oder einer Heilfastenkur. Eine Kur mit Schüßler-Salzen kann den Effekt jedoch noch steigern. Überdenken Sie nach der

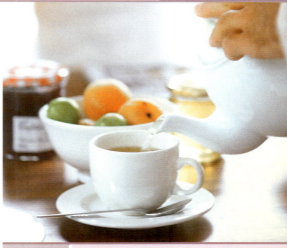

> Kräutertee hilft beim Entschlacken. Meiden Sie Genussgifte wie Kaffee.

Kur auf jeden Fall Ihre Essgewohnheiten: Essen Sie morgens wie ein Kaiser, mittags wie ein Edelmann und abends wie ein Bettler. Lassen Sie Ihrem Verdauungstrakt genügend Zeit für seine Tätigkeit, aber auch für die Erholung. Drei Mahlzeiten am Tag genügen vollauf!

Die Kur zur Entschlackung und Reinigung

- Nr. 2 Calcium phosphoricum D6 – hilft bei der Regeneration
- Nr. 6 Kalium sulfuricum D6 und
- Nr. 10 Natrium sulfuricum D6 – wirken beide auf die Entgiftung und die Ausscheidung von Schlackenstoffen ein und fördern den Abbau von Fetten
- Nr. 18 Calcium sulfuratum D6 – fördert die Ausscheidung von Schlacken

- Nr. 23 Natrium bicarbonicum D6 – normalisiert den Stoffwechsel
- unterstützend Salbe Nr. 6 Kalium sulfuricum

Kur: Nehmen Sie von jedem Salz (hier sind es ausnahmsweise fünf) zwei bis vier Tabletten und lösen sie in einem halben Liter heißem Wasser auf. Füllen Sie die abgekühlte Lösung in eine Flasche. Über den Tag verteilt nehmen Sie immer wieder einen Schluck und behalten ihn vor dem Schlucken eine Weile im Mund. Schütteln Sie die Flasche vor jedem Trinken. Abends bereiten Sie sich einen Leberwickel (Seite 73) mit der Salbe Nr. 6 zu.

Kurdauer: drei bis sechs Wochen

Das Adipositasschema zum Abnehmen

- Nr. 10 Natrium sulfuricum D6 – fördert die Ausscheidung
- Nr. 5 Kalium phosphoricum D6 – stärkt die Stoffwechsel- und Verdauungsorgane
- Nr. 9 Natrium phosphoricum D6 – reguliert die Fettstoffwechsel
- unterstützend Salbe Nr. 11 Silicea und Salbe Nr. 1 Calcium fluoratum

Kur: Von jedem Salz nehmen Sie einmal täglich fünf bis zehn Tabletten: vor dem Frühstück die Nr. 10, vor dem Mittagessen die Nr. 5 und vor dem Abendessen die Nr. 9. In heißem Wasser auflösen und schluckweise trinken. Morgens massieren Sie die Salbe Nr. 11 und abends die Salbe Nr. 1 in die Bauchdecke ein – dies festigt das Gewebe.

Kurdauer: drei bis sechs Wochen

Was Sie sonst noch tun können

Ausdauertraining (Seite 116): Sanftes Ausdauertraining wie Laufen oder Radfahren, aber auch andere Bewegung hilft, den Stoffwechsel anzuregen.

Ernährung: Bei meinen Patienten hat sich die Anti-Pilz-Diät (Seite 105) am besten zum Abnehmen bewährt.

Frischpflanzensäfte (Seite 66): Trinken Sie während der Kur Brennnesselsaft, er regt die Fettverbrennung an. Bitte nach Packungsanleitung einnehmen.

Sauna: Gehen Sie regelmäßig in die Sauna. Das regt den Stoffwechsel an und fördert die Durchblutung, den Abtransport von Schlackenstoffen sowie die Flüssigkeitsausscheidung.

Vollbäder: Ich empfehle Ihnen ein warmes Vollbad mit Zusatz von 500 Gramm Steinsalz. Salzbäder aktivieren den Lymphfluss und den Stoffwechsel. Geben Sie das Salz in die Wanne, während Sie das Wasser einlaufen lassen, und verrühren Sie es mit der Hand. Sollten Sie unter niedrigem Blutdruck leiden, reduzieren Sie die Salzmenge auf 250 Gramm.

Wasserpunktur (Seite 120): Behandeln Sie Ihre Fettdepots mit dem Wasserpunkturgerät. Das regt den Fettabbau und den Stoffwechsel an. Es fördert

DIE ANTI-PILZ-DIÄT ZUM ABNEHMEN

Diese Diät, die der Mykologe Prof. Hans Rieth entwickelt hat, basiert auf einer verringerten Kohlenhydratzufuhr, um die Hefepilze im Darm auszuhungern. Durch die Reduktion von zuckerhaltigen Nahrungsmitteln wird ein Anstieg des Blutzuckers vermieden und weniger Insulin freigesetzt (ein erhöhter Insulinspiegel führt zu Heißhungerattacken). Der angenehme Nebeneffekt: Man nimmt ab.

Es ist sinnvoll, diese Diät zwei bis vier Wochen lang zu machen. Ernähren Sie sich in dieser Zeit zu mindestens 90 Prozent von den empfehlenswerten Nahrungsmitteln. Von diesen dürfen Sie sich richtig satt essen. Achten Sie jedoch darauf, dass die Nahrungsauswahl ausgewogen ist.

EMPFEHLENSWERTE NAHRUNGSMITTEL

Getreideprodukte
Buchweizen, Knäckebrot, Mischbrot, Vollkornbrot, Vollkornnudeln, Vollkornreis

Obst
Kohlenhydratarme Früchte wie Erdbeeren oder Himbeeren, saures Obst (saure Äpfel, Zitronen, Grapefruits)

Gemüse
Generell alle einheimischen und exotischen Gemüsesorten (Auberginen, Blumenkohl, Bohnen, Brokkoli, Chinakohl, Chilischoten, Erbsen, Fenchel, Kartoffeln usw.) sowie Pilze (Champignons, Waldpilze)

Fisch und Fleisch
In allen Sorten, aber nicht paniert, sowie alle Wurstsorten

Milch und Eier
Buttermilch, Dickmilch, Eierspeisen in jeder Form, Joghurt, Käse, Milch, Molke, Quarkspeisen ohne Zucker

Süßwaren
Diabetiker-Kekse, Milchzucker, Müsli ohne Zucker, Nüsse, Vollkorngebäck

Getränke
Alle zuckerfreien Getränke, trockener Wein und Sekt (in Maßen)

NICHT EMPFEHLENSWERTE NAHRUNGSMITTEL

Getreideprodukte
Brötchen, Nudeln aus Auszugsmehl, Toast aus Auszugsmehl, Weißbrot

Obst
Süßes Obst wie Äpfel, Aprikosen, Bananen, Birnen, Kirschen und Pfirsiche

Süßwaren und Zucker
Haushaltszucker, Kekse, Kuchen, Malzzucker, Pudding, Puderzucker, Schokolade, Süßigkeiten aller Art, Zucker

Getränke
Alle gesüßten Getränke

außerdem die Ausscheidung von Schlackenstoffen und strafft die Haut.

Darmreinigung

Medikamente wie Antibiotika und einseitige Ernährung mit zu viel Fett, Kohlenhydraten oder Eiweißen können die Bakterienflora des Darms empfindlich stören. Der Verdauungsapparat reagiert darauf mit Blähungen, Winden, Durchfall oder Verstopfung. Weitere Anzeichen für eine Fehlfunktion des Darms sind Müdigkeit, Infektanfälligkeit, Schlafstörungen oder Kopfschmerzen. Schüßler-Salze helfen Ihnen, die Funktion des Darms zu stärken, sodass er wieder optimal arbeiten kann und Sie sich wohl fühlen.

Die Darmkur

- Nr. 5 Kalium phosphoricum D6 – wirkt Darmfäulnis entgegen
- Nr. 9 Natrium phosphoricum D6 – fördert generell die Verdauung
- Nr. 10 Natrium sulfuricum D6 – regt die Darmpassage und Stuhlausscheidung an
- Nr. 11 Silicea D3 – wirkt entblähend bei Gasbildung

Kur: Nehmen Sie morgens nüchtern zwei bis vier Tabletten der Nr. 5, vor dem Mittagessen je zwei Tabletten der Nr. 9 und Nr. 10, abends vor dem Schlafengehen zwei bis vier Tabletten der Nr. 11.
Kurdauer: drei bis sechs Wochen

Was Sie sonst noch tun können

Bürstenmassage: Massieren Sie morgens den Bauch im Uhrzeigersinn mit einer weichen bis mittelharten Bürste, etwa 10- bis 20-mal. Das verbessert die Durchblutung im Darm und die Entgiftung über den Pfortaderkreislauf (das ist der venöse Blutkreislauf von Magen, Darm, Milz und Bauchspeicheldrüse).
Darmeinlauf (Seite 117): Reinigen Sie bei Darmträgheit und Verstopfung den Enddarm regelmäßig mittels Einläufen. Entleert sich der Mastdarm, wirkt dies reflektorisch auf obere Darmabschnitte.
Ernährung: Schonen Sie Ihren Darm, indem Sie keine späten Mahlzeiten zu sich nehmen und auf tierisches Eiweiß, Süßigkeiten und gärende Obstarten nach 17 Uhr möglichst verzichten. Positiv auf den Darm und die Darmflora wirkt die auf Seite 77 beschriebene Nahrung für die Mikroorganismen.
Kaffeekohle (Seite 118): Der österreichische Arzt Franz Xaver Mayr (der Begründer der Mayr-Kur) machte die Erfahrung, dass eine Entgiftungsbehandlung über den Darm das Immunsystem stabilisiert. Neben Einläufen, Darmreinigungskuren mit Bittersalz und Fasten verordnete er besonders Heilerde oder Kaffeekohle, um Gifte im Darm zu binden. Nehmen Sie daher während der Darmkur zweimal täglich einen Teelöffel Heilerde oder Kaffeekohle (erhältlich in der Apo-

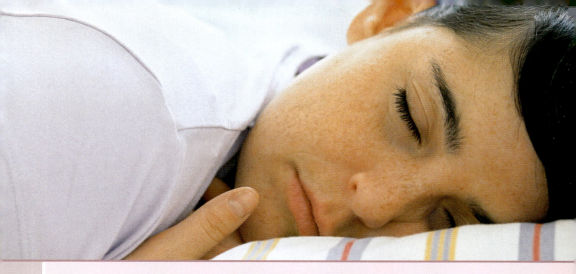

Wer nachts gut schläft, fühlt sich am nächsten Morgen frisch und munter. Silicea und Magnesium phosphoricum sorgen für einen erholsamen Schlaf.

theke oder im Reformhaus) trocken ein: gut einspeicheln und schlucken, Wasser nachtrinken.

Erholsamer Schlaf

Ursachen für Schlafstörungen gibt es viele: Unruhe und Stress, körperliche Anstrengung, Angst, Schmerzen, unverarbeitete Erlebnisse, schlechte Verdauung, Verdauungsstörungen, Alkohol, Schwarztee, Kaffee oder späte, schwer verdauliche Mahlzeiten. Auch kalte Füße, Kreislaufstörungen und Blutandrang zum Kopf sind Störfaktoren, die einen erholsamen Schlaf verhindern können. Zudem sind Elektrosmog und geopathogene Zonen (Seite 117) häufig an einem gestörten Schlaf beteiligt. Achten Sie auf einen unbelasteten Schlafplatz und meiden Sie Elektrosmog-Einflüsse. Um zur Ruhe zu kommen und die nächtliche Regeneration einzuleiten, benötigt der Körper überdies Magnesium. Fehlt es ihm daran oder ist die Verteilung im Körper gestört, kann auch dies den Schlaf spürbar beeinträchtigen.

Das Ein- und Durchschlafschema

› Nr. 11 Silicea D12 – fördert einen erholsamen Schlaf
› Nr. 7 Magnesium phosphoricum D6 – für Entspannung und Regeneration über Nacht

Kur: Nach dem Abendessen lösen Sie sich fünf bis zehn Tabletten der Nr. 11 in heißem Wasser auf. Trinken Sie es schluckweise und behalten Sie jeden Schluck eine Weile im Mund. Kurz vor dem Schlafengehen nehmen Sie fünf bis zehn Tabletten der Nr. 7 genauso ein.
Kurdauer: vier bis sechs Wochen

Was Sie sonst noch tun können

Frischpflanzensäfte (Seite 66): Schlaffördernd wirken Johanniskrautsaft und Baldriansaft. Bitte nach Packungsanleitung einnehmen.

Leberwickel: Wachen Sie nachts zwischen 1 Uhr und 3 Uhr regelmäßig auf, ist nach der chinesischen Organuhr die Leber belastet. Die Traditionelle Chinesische Medizin hat jedem Organ im Tagesablauf von 24 Stunden zwei Stunden zugeordnet, in denen es auf Hochtouren arbeitet. Treten während dieser Zeit Beschwerden auf, wird dies auf eine Belastung des entsprechenden Organs zurückgeführt. Machen Sie sich vor dem Schlafengehen einen warmen Leberwickel (Seite 73).

Mentale Hilfen: Bei Einschlafstörungen ist es hilfreich, das Denken so weit wie möglich abzuschalten. Dies gelingt am besten, wenn Sie sich nur aufs Ein- und Ausatmen konzentrieren. Denken Sie beim Einatmen daran, wie die Luft in die Lungen strömt, atmen Sie tief und langsam ein und machen Sie es dann beim Ausatmen genauso.

Musik-Resonanztherapie nach Hübner (Seite 118): Hören Sie die CD »Schlafstörungen« von Peter Hübner. Diese Kompositionen bestehen aus Musiksequenzen, die Ruhe und Entspannung herbeiführen. Hören Sie die CD vor dem Schlafengehen oder lassen Sie sich damit in den Schlaf wiegen.

Schiele-Bad (Seite 119): Nehmen Sie ein bis zwei Stunden vor dem Schlafengehen ein ansteigendes Fußbad mit dem Zusatz von zehn Tabletten Nr. 7 Magnesium phosphoricum D6. Sollte das Bad bei Ihnen allerdings anregend wirken, wenden Sie es bitte künftig nicht mehr an.

Tee: Eine Teemischung aus Schafgarbe, Baldrian, Hopfen, Melisse und Lavendelblüten zu gleichen Teilen fördert einen erholsamen Schlaf. Nehmen Sie von der Mischung zwei Teelöffel, überbrühen Sie es mit heißem Wasser und lassen Sie den Tee fünf bis zehn Minuten ziehen. Mit Honig süßen und ein bis zwei Stunden vor dem Schlafengehen trinken.

Vollbäder: Unterstützen Sie Ihre Kur mit einem warmen Vollbad (siehe rechte Seite) – das fördert den Schlaf. Als Badezusatz empfehle ich ein Heublumen- oder

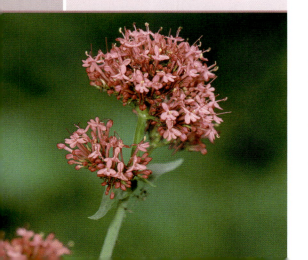

Eine Teemischung mit Baldrian hat schlaffördernde Wirkung.

ENTSPANNENDE VOLLBÄDER

> - Warme Bäder mit einer Temperatur zwischen 36 und 38 °C sind Reinigungs- und Wohlfühlbäder und stellen für den Körper einen mittelstarken Reiz dar. Sie fördern das Wohlbefinden und können bei Schlafstörungen, Reizbarkeit, Nervosität und Hauterkrankungen angewendet werden. Vollbäder verbessern auch die körperliche Beweglichkeit, indem sich die Muskeln entspannen. Zudem werden Atmung und Lungenfunktion intensiviert, die Harnausscheidung nimmt zu, die Filtrationsrate in den Nierenkanälchen steigt und der Sauerstoffverbrauch sinkt.
> - Bei einem Vollbad wird der ganze Körper bis zum Hals ins Wasser getaucht. Als Badezusatz verwenden Sie bitte die bei den Kuren angegebenen Zusätze (erhältlich in der Apotheke oder Drogerie). Die Badedauer beträgt gewöhnlich 15 bis 20 Minuten.
> - Ein kalter, kurzer Guss oder eine kalte Ganzwaschung nach dem Bad ist gut für den Kreislauf und stimuliert das Immunsystem.
> - Wichtig: Vollbäder sollten Sie nicht durchführen bei Mattigkeit, Schwäche, Erkältungs- und Infektionskrankheiten.

Lavendelbad; beide haben eine entspannende und beruhigende Wirkung.

Wetterfühligkeit

Sensible Menschen sagen von sich, dass sie einen bevorstehenden Wetterwechsel durch Symptome wie Kribbeln in den Fingern, Gelenk- oder Kopfschmerzen, Verdauungsstörungen, Müdigkeit, Schwindel oder Nervenschwäche spüren können. Wenn manche Ärzte dies auch als Humbug abtun, so gibt es doch zwischenzeitlich anerkannte Untersuchungen – unter anderem in Zusammenarbeit mit dem Deutschen Wetterdienst –, die bestätigen, dass es Wetterfühligkeit tatsächlich gibt. Der Biometeorologe Prof. Dr. Peter Höppe vom Institut für Arbeits- und Umweltmedizin der Universität München hat festgestellt, dass Menschen mit Schlafproblemen und Konzentrationsstörungen empfindlich auf Warmfronten reagieren. Bei Menschen mit Narben oder amputierten Gliedmaßen rebelliert der Körper, wenn ein Kälte- oder Feuchtigkeitsschub kommt.

Das Wetterfühligkeitsschema

- Nr. 3 Ferrum phosphoricum D12 – verbessert die Sauerstoffaufnahme und Durchblutung

KOMMEN SIE INS GLEICHGEWICHT!

- Nr. 7 Magnesium phosphoricum D6 – steuert verschiedene enzymbedingte Reaktionen im Körper
- Nr. 9 Natrium phosphoricum D6 – wirkt gegen Übelkeit und Unwohlsein
- Nr. 11 Silicea D12 – hilft Menschen, die auf die Mondphasen (Vollmond, Neumond) empfindlich reagieren
- Nr. 5 Kalium phosphoricum D6 – bei Schwäche und Erschöpfung
- unterstützend Salbe Nr. 7 Magnesium phosphoricum

Kur: Von den ersten vier Salzen nehmen Sie jeweils fünf Tabletten und lösen alle zusammen in einem halben Liter Wasser auf. Füllen Sie die Lösung in eine kleine Flasche und trinken Sie auf den Tag verteilt immer wieder einen Schluck – je öfter, desto besser. Sollten bei Ihnen eher Schwäche und Erschöpfung im Vordergrund stehen als Kopfschmerzen und Gliederschmerzen, ersetzen Sie die Nr. 7 durch die Nr. 5. Bei Kopf- und Nackenschmerzen sowie Kribbelgefühl reiben Sie die Salbe Nr. 7 an den betroffenen Stellen mehrmals täglich ein.
Kurdauer: sechs Wochen

Was Sie sonst noch tun können

Frische Luft: Meteorologen raten empfindlichen Personen, regelmäßig beheizte Räume zu verlassen und in die Natur hinauszugehen. Menschen, die viel an der frischen Luft sind, scheinen Wetterumschwünge besser wegstecken zu können. Besonders wirksam sind häufige Spaziergänge bei jedem Wetter. Zu empfehlen sind auch milde Sonnenbäder in der Frühjahrs- oder Herbstsonne.
Geopathologie (Seite 117): Erdstrahlen und Elektrosmog verstärken die Wetterfühligkeit. Lassen Sie gegebenenfalls Ihren Schlafplatz von einem Rutengänger untersuchen.
Helmel-Übungen (Seite 95): Praktizieren Sie täglich Helmels Blutwell-Übungen; sie helfen Ihnen auch bei wetterbedingten Beschwerden.
Kneipp-Anwendungen: Empfehlenswert sind unter anderem kalte Duschen, Wassertreten oder Taulaufen. Auch kalte Fußbäder helfen bei Wetterfühligkeit: Tauchen Sie Ihre Füße fünf bis zehn Sekunden

---

INFO

KLEINES GERÄT, GROSSE WIRKUNG

Für wetterfühlige Menschen gibt es einen Minisender, der – am Körper getragen – angenehme Wirkung zeigt: Er strahlt genau die Biofrequenzen aus, die bei ungünstigen Wetterverhältnissen in der Atmosphäre fehlen, und überträgt sie auf den Körper. Das lässt wetterbedingte Beschwerden abklingen (Bezugsadresse Seite 122).

lang in kaltes Wasser und frottieren Sie sie anschließend ab.
Melissengeist: Bei hartnäckigen Beschwerden können Sie anstelle von Tee (siehe unten) Melissengeist zu sich nehmen: Geben Sie ein Drittel Schnapsglas auf ein Glas warmes Wasser und trinken Sie es vor dem Schlafengehen.
Pfefferminzöl: Reiben Sie bei Beschwerden die Schläfen und den Bereich hinter den Ohren mit ein bis zwei Tropfen Pfefferminzöl (erhältlich in der Apotheke oder im Reformhaus) ein. Vorsicht: Nicht in die Augen bringen!
Tee: Trinken Sie begleitend zur Kur drei bis sechs Wochen lang Johanniskrauttee; er hat sich in der Erfahrungsheilkunde auch bei Wetterfühligkeit bewährt. Einen Esslöffel Johanniskraut in einem halben Liter Wasser kalt ansetzen und bis zum Kochen erhitzen. Drei bis fünf Minuten ziehen lassen, dann abseihen. Trinken Sie morgens, mittags und abends jeweils eine Tasse. Alternativ eignet sich auch Weißdorntee; er verbessert die Herzmuskel-Durchblutung: Pro Tasse zwei Teelöffel Weißdornblüten mit heißem Wasser übergießen und fünf Minuten ziehen lassen.
Wasserfalleffekt (Seite 120): Durch das Einatmen sauerstoff- und ionenangereicherter Luft bessern sich die durch Wettereinfluss ausgelösten Symptome wie Müdigkeit und Kopfschmerzen.
Vollbäder: Hilfreich sind warme Vollbäder (Seite 109) mit einem pflanzlichen Badezusatz aus Ackerschachtelhalmkraut und Kastanienfrüchten (zum Beispiel Solum Badezusatz, erhältlich in der Apotheke). Sie können Ihnen helfen, die Beschwerden, die durch Wetterwechsel auftreten, zu mindern. Auch belebende Rosmarin- und beruhigende Lavendelbäder sind zu empfehlen (erhältlich in der Apotheke).

Schönheit für Haut und Haare

Möchten Sie etwas für eine schöne, glatte Haut und für gesundes, glänzendes Haar tun? Dann liegen Sie mit Schüßler-Salzen richtig – sie festigen und straffen nicht nur die Haut, sondern stärken auch das Kopfhaar. Die Salze kommen, wie in allen

> Schüßler-Salze wie Silicea lassen Ihr Haar gesund und glänzend erscheinen.

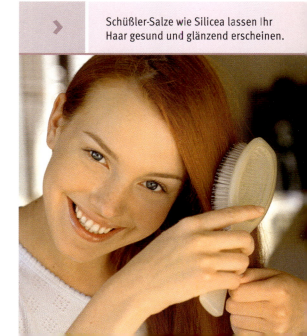

TIPP

SILICEAÖL – SELBST HERGESTELLT

Bei trockener und faltiger Haut hat sich Siliceaöl bewährt. Sie können es ganz einfach selbst herstellen:

- Nehmen Sie 30 Tabletten Nr. 11 Silicea D3 und pulverisieren Sie diese fein in einer elektrischen Kaffeemühle, einem Mixer oder noch besser in einem Porzellanmörser.
- Das so gewonnene Pulver lösen Sie in 20 Milliliter heißem Wasser gut auf; dann geben Sie 10 Milliliter Mandelöl und 20 Milliliter Jojobaöl dazu. Geben Sie etwa 20 Körnchen Emulgator (erhältlich in Apotheken) in die Mischung und schütteln Sie alles kräftig durch (am besten in einem verschlossenen Marmeladengläschen). Das Ganze unter ständigem Rühren erhitzen, bis sich die Körnchen aufgelöst haben.
- Dieses hautstraffende Öl füllen Sie in ein Fläschchen und tragen es morgens und abends auf die Gesichtshaut oder andere Hautstellen auf, die faltig, schlaff und trocken sind. Schütteln Sie das Fläschchen kräftig vor jeder Anwendung.

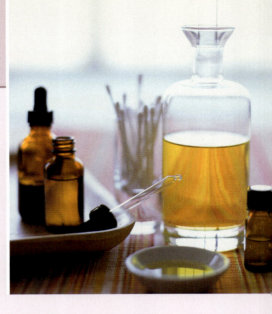

Organen und Geweben, auch hier natürlich vor. Eine Störung der Verteilung von hautrelevanten Salzen – vielleicht ausgelöst durch Krankheit, falsche Ernährung oder Belastung durch Schadstoffe – kann das Aussehen von Haut und Haaren beeinträchtigen. Mit den folgenden Kuren können Sie viel für ein schönes, ansprechendes Erscheinungsbild tun.

Straffe und geschmeidige Haut

- Nr. 1 Calcium fluoratum D12 – festigt und strafft die Haut
- Nr. 8 Natrium chloratum D6 – reguliert den Feuchtigkeitshaushalt der Haut
- Nr. 11 Silicea D12 – stabilisiert die Hautstruktur und glättet sie
- unterstützend Salbe Nr. 1 Calcium fluoratum und Salbe Nr. 11 Silicea

Kur: Nehmen Sie von jedem Salz sechs bis acht Tabletten auf den Tag verteilt. Morgens und abends tragen Sie an den betroffenen Hautstellen die Salben Nr. 1 und Nr. 11 dünn auf – jeweils eine Salbe morgens, eine abends.

Kurdauer: vier bis sechs Wochen

Schönheit für Haut und Haare — PRAXIS

Schöne und glänzende Haare
- Nr. 21 Zincum chloratum D6
- Nr. 11 Silicea D12
- Nr. 3 Ferrum phosphoricum D12 – alle drei Salze fördern das Wachstum, schützen vor Haarausfall und verbessern die Haarstruktur

Kur: Vor dem Frühstück nehmen Sie zwei bis vier Tabletten der Nr. 21, vormittags drei bis fünf Tabletten der Nr. 11, nachmittags drei bis fünf Tabletten der Nr. 3. Wechseln Sie nach zwei Wochen jeweils die Potenz der Salze – also zum Beispiel erst D6, dann D12, dann D3 –, um ihren stofflichen Effekt optimal auszunutzen.

Kurdauer: drei bis sechs Wochen

Was Sie sonst noch tun können

Gesichtsmaske: Bei unreiner Haut empfehle ich Ihnen ein- bis zweimal wöchentlich eine biochemische Gesichtsmaske.

TIPP

BIOCHEMISCHE PFLEGESEIFE – SELBST HERGESTELLT

Mit Schüßler-Salzen können Sie sich selbst eine Pflegeseife zubereiten, die Sie zur täglichen Gesichtsreinigung verwenden.

- Zur allgemeinen Hautpflege sind die Salze Nr. 1 Calcium fluoratum D3, Nr. 6 Kalium sulfuricum D3 und Nr. 11 Silicea D3 am besten geeignet. Sie benötigen jeweils 10 Tabletten, die Sie in einer Kaffeemühle oder einem Mörser fein pulverisieren. Außerdem brauchen Sie 100 Gramm gehobelte oder geraspelte Späne aus neutraler Fertigseife (zum Beispiel von einer unparfümierten Kernseife aus pflanzlichen Ölen), 150 bis 200 Milliliter Wasser, 1 Esslöffel Olivenöl, 1 Esslöffel Honig, 15 Tropfen ätherisches Öl (zum Beispiel Lavendelöl) und Seifenformen (anstelle von fertigen Seifenformen können Sie auch Deckel von Dosen oder Gläsern verwenden).
- Die Seifenspäne in einen Topf geben und mit etwas Wasser verrühren. Auf kleiner Flamme erhitzen und dabei weiteres Wasser sparsam zugeben. Rühren Sie regelmäßig, es sollte kein Schaum entstehen. Geben Sie nun die pulverisierten Tabletten zu und verrühren Sie das Ganze langsam. Dann fügen Sie das Olivenöl hinzu. Wird die Masse zu fest, gießen Sie sparsam noch etwas Wasser nach. Nehmen Sie die Seifenmasse vom Herd, wenn sie cremig geworden ist, und lassen Sie sie auf 60 bis 70 °C abkühlen. Zum Schluss geben Sie Honig und ätherisches Öl zu und verrühren alles nochmals miteinander.
- Füllen Sie die Seifenmasse in die leicht eingeölten Formen und lassen Sie sie zwei bis drei Wochen lang aushärten.

KOMMEN SIE INS GLEICHGEWICHT!

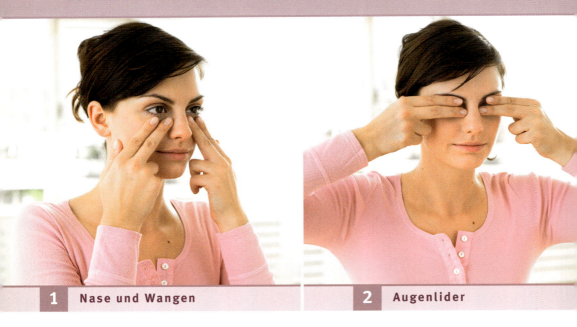

1 Nase und Wangen

2 Augenlider

Das benötigen Sie: 1 Eigelb, je 10 bis 20 pulverisierte Tabletten Nr. 9 Natrium phosphoricum D6 und Nr. 10 Natrium sulfuricum D6 und 1 Teelöffel Olivenöl. Verrühren Sie alles zu einer Masse und tragen Sie diese auf die gereinigte Haut auf. Lassen Sie die Augenpartie dabei frei. Die Maske 15 Minuten einziehen lassen, dann mit viel warmem Wasser abwaschen.
Gesichtspackung: Bei Falten und zur Hautstraffung probieren Sie einmal diese Gesichtspackung: Sie benötigen drei bis fünf Esslöffel Quark, ein bis zwei Esslöffel Heilerde oder Lehm (erhältlich in der Apotheke oder im Reformhaus) und jeweils zehn Tabletten Nr. 1 Calcium fluoratum D3 und Nr. 11 Silicea D3. Mischen Sie alle Zutaten gut miteinander und tragen Sie die Masse auf die gereinigte Haut auf – die Augenregion dabei frei lassen. 20 bis 30 Minuten einziehen lassen, dann warm abwaschen. Diese Gesichtspackung können Sie ein- bis zweimal wöchentlich während Ihrer Kur anwenden. Lehm und Heilerde führen der Haut wichtige mineralische Nährstoffe zu und verschönern den Teint.
Haarpflege: Waschen Sie die Haare nicht zu häufig, da Shampoos die Kopfhaut stark austrocknen und reizen können. Nutzen Sie die haarwuchsfördernde und haarkräftigende Birke und verwenden Sie Birken-Haarshampoo und über Nacht Birken-Haarwasser. Bei Schuppen verwenden Sie Huflattich-Shampoo, bei fettigen Haaren Meerestang-Shampoo (beides erhältlich in der Apotheke). Um das Haarwachstum zu fördern, nehmen Sie täglich einen Esslöffel Sonnenblumen- oder Olivenöl ein.

Schönheit für Haut und Haare   PRAXIS

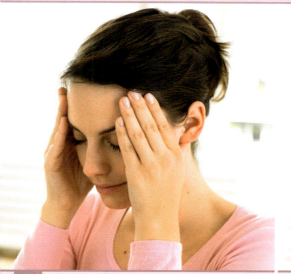

3 Stirn und Schläfen

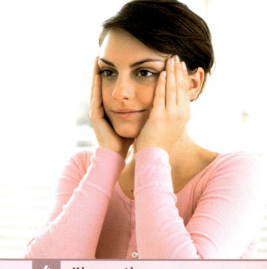

4 Kinnpartie

Helmel-Gesichtsymnastik (siehe oben): Die folgende Übung, die ebenfalls auf Heinrich Helmel (Seite 95) zurückgeht, strafft Gesichtsmuskeln und Haut, beugt Faltenbildung vor und regt die Hautdurchblutung an. Dadurch wird die Haut schöner.
Streichen Sie mit den Fingern leicht über den Nasenrücken und die Seiten der Nase zu den Wangen. **1** Dann streichen Sie mehrmals leicht über die geschlossenen Augen. **2** Nun massieren Sie Stirn und Schläfen. Setzen Sie die Daumen links und rechts hinter dem Ohrläppchen an und streichen Sie Stirn und Schläfen nach oben aus. **3** Zum Schluss sind Kinn, Kiefer und Wangen an der Reihe: Mit den Daumen streichen Sie zunächst das Kinn und die Kieferknochen aus. Dann fahren Sie mit den Fingern und Handinnenflächen an den Wangen entlang aufwärts zu den Ohren. **4**
Führen Sie jede Streichbewegung fünfmal aus. Wiederholen Sie die Übung täglich, wenn möglich sogar zweimal täglich.
Licht und Luft: Frische Luft, Tageslicht und Sonnenbäder – letztere in Maßen – gehören in jedem Fall zur biologischen Hautpflege. Gehen Sie regelmäßig nach draußen, das tut Ihrem Körper gut. Ist die Haut empfindlich, sollten Sie sie mit der Salbe Nr. 11 Silicea schützen.
Sauna: Regelmäßige Saunabesuche fördern die Durchblutung und die Hautreinigung.
Wasserfalleffekt und Wasserpunktur (Seite 120): Beides fördert die Durchblutung der Haut.

Zum Nachschlagen

Kurbegleitende Anwendungen

Einige der Begleitmaßnahmen, die ich zu verschiedenen Kuren immer wieder empfohlen habe, sind im Folgenden näher beschrieben. Hier erfahren Sie, was die Anwendungen bedeuten, warum sie den Erfolg der Kur steigern und wie sie sich praktisch umsetzen lassen.

Ausdauertraining

Sanftes, regelmäßiges Ausdauertraining stärkt Herz, Kreislauf, Gefäße und Lungen und stabilisiert die Psyche. Aber auch auf die Gelenke hat es eine heilsame Wirkung. Das hat der deutsche Sportarzt und Trainer Dr. Ernst van Aaken (1910–1984) schon vor Jahrzehnten erkannt. Bei Gelenkerkrankungen wie Arthrose riet er im Gegensatz zur üblichen Therapie zu Dauerlauf und Radfahren. Dabei beobachtete er, dass sich Hüft- und Kniegelenkerkrankungen tatsächlich besserten.

Van Aaken weigerte sich, Gelenkerkrankungen als reine Verschleißerscheinung abzutun: Bei Arthrose des Hüftgelenks zum Beispiel sei nicht Inaktivität der Weg zur Heilung, sondern Ausdauertraining. Seither haben verschiedene Untersuchungen diese Erkenntnisse bestätigt und belegt, dass van Aakens Konzept nach wie vor Gültigkeit hat.

Wenn Sie mit Ausdauertraining beginnen, sollten Sie folgendermaßen vorgehen: In der ersten Woche traben Sie täglich 100 Meter, dann gehen Sie 100 Meter (dabei bewusst tief atmen). Funktioniert das ohne Atemprobleme, wiederholen Sie dies zehnmal. Ab der zweiten Woche traben Sie 200 Meter und gehen dann 200 Meter. Wiederholen Sie auch diese Übung zehnmal. So gewöhnen Sie Ihren Körper langsam an das Ausdauertraining. Ab der dritten Woche traben Sie 300 Meter und gehen nur noch 100 Meter. Haben Sie keine Atemnot, dann wiederholen Sie auch diesen Lauf fünf- bis zehnmal. Treten Atemprobleme auf, beenden Sie das Training und erhöhen die tägliche Laufstrecke nur so weit, wie Sie es ohne Probleme schaffen. Versuchen Sie, Ihre Laufleistung ganz behutsam zu steigern. Nach diesem Schema laufen Sie zwei bis drei Monate. Ab dem vierten Monat traben Sie pro Lauf 350 Meter und gehen nur noch 50 Meter; dies wiederholen Sie fünf- bis zehnmal. Sie können dieses Grundtraining nach Belieben noch weiter ausbauen.

Alternativ können Sie auch Rad fahren. Entscheiden Sie nach Ihrem Körpergefühl, welche der beiden Sportarten die geeignetere für Sie ist. Beachten Sie auch beim Radfahren: Zunächst nur kleine Strecken fahren – anfangs zwei bis drei Kilometer – und wöchentlich die Fahrstrecke um ein bis drei Kilometer verlängern.

Sollten Sie grundsätzlich Zweifel haben, ob beziehungsweise welches Ausdauertraining für Sie geeignet ist, sprechen Sie bitte unbedingt mit Ihrem Arzt.

Kurbegleitende Anwendungen

Darmeinlauf

Ein Darmeinlauf (Klysma, Klistier) reinigt den Enddarm (Mastdarm) von alten Stuhlresten. Gleichzeitig wird reflektorisch die Tätigkeit des gesamten Dickdarms angeregt. Dies reguliert den Stuhlgang.

Geben Sie in eine 100- oder 200-Milliliter-Klistierspritze (erhältlich in der Apotheke oder im Sanitätsfachhandel) lauwarmes Wasser und führen Sie die Spritze in den After ein. Pumpen Sie das Wasser in den Darm, wo es möglichst für einige Minuten bleiben soll. Dann entleeren Sie den Darm. Den Einlauf können Sie mehrere Male wiederholen, bis keine Stuhlreste mehr ausgeschieden werden.

Während der Kur für den Verdauungstrakt empfehle ich Ihnen, ein- bis zweimal wöchentlich einen Einlauf zu machen.

Geopathologie

Mit dem Begriff »Geopathologie« sind Einflüsse gemeint, die durch das magnetische und radioaktive Feld der Erde zu Beschwerden führen. Dazu zählen im weiteren Sinne auch belastende Auswirkungen durch Elektrosmog. Nach Ansicht der Geopathologen führen Gesteinsverwerfungen, Wasseradern und verschiedene Kreuzungen krank machender Zonen zu Beeinträchtigungen der Gesundheit, was ich aus meiner praktischen Erfahrung heraus bestätigen kann.

Vor allem bei chronischen, therapieresistenten und immer wiederkehrenden Beschwerden empfehle ich meinen Patienten eine Untersuchung des Schlafplatzes durch einen Fachmann. Verzichten Sie aber darauf, Erdstrahlenabschirmgeräte zu kaufen; der Nutzen ist zweifelhaft. Sinnvolle Entstörungsmaßnahmen gibt es nur bei einer messbaren Elektrosmogbelastung, zum Beispiel durch Netzfreischalter. Ansonsten rate ich dazu, einen unbelasteten Schlafplatz zu suchen. Wenn Sie Ihren Schlafplatz untersuchen lassen wollen, wenden Sie sich bitte an einen Radiästheten (Rutengänger) – eine entsprechende Adresse finden Sie auf Seite 122.

Für einen erquickenden Schlaf ist es förderlich, wenn Sie mit dem Kopf nach Norden liegen; das ist eine alte Regel der Naturvölker. Meiden Sie im Schlafzimmer Pflanzen und elektrische Geräte.

Gesichtsdampfbad

Das Gesichtsdampfbad wird angewendet bei Haut- und Schleimhauterkrankungen im Kopfbereich. Dafür benötigen Sie eine große Schüssel, zwei bis drei Liter kochend heißes Wasser, ein großes Handtuch, drei Beutel Kamillentee oder eine Hand voll getrockneter Blüten und ein bis zwei Esslöffel Steinsalz (Kristallsalz).

Wasser, Kamille und Salz in die Schüssel geben, den Kopf darüber halten und mit dem Hand-

SERVICE ZUM NACHSCHLAGEN

tuch Kopf und Schüssel abdecken. Falls es zu heiß ist, öffnen Sie das Handtuch an einer Stelle, damit heiße Luft entweichen kann. Inhalieren Sie 15 Minuten. Empfehlenswert ist, das Gesichtsdampfbad ein- bis zweimal wöchentlich anzuwenden.

Kaffeekohle nach Dr. Heisler

Aus Kaffeebohnen hergestelltes Kohlepulver wirkt heilsam bei Entzündungen und vielen anderen Beschwerden, da es Giftstoffe aufsaugt. Dies entdeckte der Königsfelder Landarzt Dr. August Heisler Mitte des vergangenen Jahrhunderts. Ursprünglich stammt das Rezept aus Arabien. Das von Heisler entwickelte Präparat ist heute noch unter dem Namen Carbo Königsfeld® in Apotheken erhältlich.

Dr. Heisler empfahl Kaffeekohle bei Dick- und Dünndarmentzündungen, sackartigen Ausstülpungen im Darm (Divertikeln), chronischer Blinddarmreizung, schlecht heilenden Hautgeschwüren, Zahnbetterkrankungen (Parodontose), nässenden Hautausschlägen, Galleerkrankungen, Durchfällen, chronischer Mandelentzündung und Herzbeschwerden.

Bei Erkrankungen des Enddarms wird ein Darmeinlauf (Seite 117) mit Kaffeekohle durchgeführt: Geben Sie fünf Teelöffel Pulver auf einen halben Liter Wasser, bei Verwendung einer Klistierspritze nur einen Teelöffel. Bei Erkrankungen des Verdauungstraktes nehmen Sie mehrmals täglich einen Teelöffel Pulver mit etwas Wasser ein. Hautausschläge und Wunden bepinseln Sie mehrmals täglich mit dem Pulver. Entzündete Mandeln werden mit dem Pulver mittels eines Watteträgers bestäubt (erhältlich in Apotheken).

Musikresonanztherapie nach Hübner

Der Komponist und Musiker Peter Hübner hat nach intensiven Forschungen in drei Jahrzehnten die »Medizinische Resonanz Therapie Musik®« begründet. Universitäten im In- und Ausland haben bestätigt, dass positive Wirkungen bei verschiedenen Beschwerden wie Herz-Kreislauf-Erkrankungen, psychischen Beschwerden, Stress, Kopfschmerzen und Migräne, Hauterkrankungen, Schlafstörungen und Schmerzen auftreten.

Hübner legt dar, dass er in seinen Kompositionen die natürlichen Harmoniegesetze des Mikrokosmos habe einfließen lassen. Der Begriff »Resonanz« stammt aus der Akustik und bedeutet »zurücktönen«: Darunter versteht man das Mitschwingen eines Körpers, sobald eine bestimmte Frequenz ertönt, auf die er abgestimmt ist. Auf Musik übertragen bedeutet dies: Hat die Musik dieselbe Schwingung wie beispielsweise ein Organ oder ein Mensch, kann sie heilend wirken. Die Musik von Hübner gibt es für verschiedene Beschwerden beziehungsweise Beschwerdekomplexe. Eine Infoadresse finden Sie auf Seite 122.

Kurbegleitende Anwendungen — SERVICE

Natron

Natriumhydrogencarbonat oder Natriumbikarbonat, kurz als Natron bezeichnet, ist ein altes Haus- und Heilmittel, das als Backnatron in jedem Supermarkt erhältlich ist. Bereits die Ägypter gewannen es aus den Seen im Tal Natron, wo es auch heute noch vorkommt. Heute wird Natron synthetisch, also mithilfe chemischer Prozesse, hergestellt.

Natron steht in potenzierter Form im Schüßler-Salz Nr. 23 Natrium bicarbonicum D6 zur Verfügung. Manchmal ist es jedoch von Vorteil, Natron in nichtpotenzierter und konzentrierter Form anzuwenden, zum Beispiel bei Störungen der Fließeigenschaften des Blutes. In der Heilkunde wird Natron in Pulver- oder Tablettenform bei Alterserscheinungen, Aufstoßen, Verdauungsstörungen nach fetten Speisen, Insektenstichen, Magenverstimmung, Sodbrennen, brennenden Füßen, bei Katergefühl und Reisebeschwerden eingesetzt.

Schiele-Bäder

Die in der Temperatur ansteigenden Fußbäder sind das beste Kreislauftraining, das ich kenne. Sie verbessern die Funktion aller Organe. Die Fußbäder werden nach dem Erfinder der speziellen, in der Temperatur automatisch ansteigenden Fußbadewanne, Fritz Schiele, als Schiele-Bäder bezeichnet. Durch das Ansteigen der Temperatur wird die Mikrozirkulation in den Blutgefäßen gefördert und der Stoffwechsel angeregt. Die Wirkung ist schmerzlindernd, entzündungshemmend, entspannend und blutdruckregulierend. Schiele-Bäder sind generell empfehlenswert bei Altersbeschwerden, Asthma, Erkältungskrankheiten, Hauterkrankungen wie Schuppenflechte, Akne, Frostbeulen oder Furunkeln, Herz-Kreislauf-Erkrankungen, Bluthochdruck, niedrigem Blutdruck, Magen-Darm-Erkrankungen, Nieren-Blasen-Erkrankungen, Prostata-Erkrankungen, rheumatischen Erkrankungen (Gelenk- und Muskelrheumatismus), Wirbelsäulenbeschwerden, Menstruationsstörungen, Krämpfen, Nervenerkrankungen wie Neuralgien, Schlafstörungen und Nervosität.

Für das Fußbad brauchen Sie entweder eine spezielle Fußbadewanne, in der sich die Temperatur automatisch erhöht (Bezugsadresse Seite 122), oder eine große Schüssel, in der Ihre Füße bequem nebeneinander stehen können, und dazu ein kleines Gefäß (zum Beispiel eine Tasse). Füllen Sie die Schüssel mit 34 °C warmem Wasser und fügen Sie gegebenenfalls 10 bis 20 Tabletten der für Ihre Kur relevanten Schüßler-Salze hinzu. Stellen Sie die Füße ins Wasser, das bis kurz oberhalb der Knöchel reichen muss. Um die Temperatur allmählich zu erhöhen, entnehmen Sie 15 bis 20 Minuten lang jeweils eine Tasse Wasser aus der Schüssel und geben eine Tasse mit warmem Wasser zu. Kontrollieren Sie die Wassertemperatur mithilfe eines Badethermometers; sie muss pro Minute um etwa 0,5 °C ansteigen, bis sie etwa 45 °C erreicht hat. Sie sollten die Temperatur auf jeden Fall nur so lange steigern, wie es für Sie erträglich ist. Bei Herz-Kreislauf-Erkrankungen wie Durchblutungsstörungen, Herzmuskelschwäche und Venenerkrankungen erhöhen Sie die Temperatur der Fußbäder nur bis auf maximal 39 °C. Nach dem Bad frottieren Sie die Füße ab. Zur Hautpflege tragen Sie anschließend entweder die Salbe Nr. 1 oder die Salbe Nr. 11 auf und lassen die Beine noch etwas ruhen.

Das ansteigende Fußbad sollten Sie fünf Tage lang einmal täglich durchführen und danach zwei Tage Pause einlegen. Wenden Sie das Fußbad insgesamt so lange an, bis eine Besserung der Beschwerden eintritt.

Wasserfalleffekt und Wasserpunktur

Den Wasserfalleffekt hat der Physik-Professor und Nobelpreisträger Philipp Lenard 1905 entdeckt. Lenard beschrieb, dass Wasserfälle die Luft mit negativer Elektrizität beladen (heute spricht man von negativen Ionen) und dadurch positive Auswirkungen auf die Gesundheit und das Wohlbefinden haben. Der Arzt Dr. Konstantin von Brunowsky entwickelte aufgrund dieser Erkenntnisse ein Gerät – das so genannte Troma-Ion-Gerät –, das durch hohen Aufprall von Wasser auf eine Metallplatte einen Wasserfalleffekt erzeugt und die Luft mit negativen Ionen anreichert. Durch Inhalation dieses Mikronebels verbessert sich die Sauerstoffaufnahme und -versorgung des Körpers. Das Gerät hat noch einen zweiten Effekt: Wenn die feinen Wasserstrahlen mit hohem Druck

dem Körper verabreicht werden (man spricht auch von Wasserpunktur), kann dies viele Heilvorgänge in Gang setzen – auch die Reflexzonen werden damit stimuliert.

Der Erfolg beider Effekte ist medizinisch nachgewiesen bei Gefäßverkalkung und Herz-Kreislauf-Beschwerden, Gelenkerkrankungen, Hämorrhoiden, Erschlaffung von Haut- und Bindegewebe, Funktionsstörungen von Lymphe, Leber, Nieren und Darmtrakt, Fettsucht, Immunschwäche, Wetterfühligkeit und Heuschnupfen.

Wichtig ist bei der Wasserpunktur die tägliche Behandlung. Nicht angewendet werden darf sie jedoch bei Venenentzündungen.

Das Troma-Ion-Gerät lässt sich an einen gewöhnlichen Duschschlauch anschließen. Bezugsadressen finden Sie auf Seite 122.

SERVICE

Bücher und Adressen, die weiterhelfen

Bücher, die weiterhelfen

> **Bachler, Käthe:** *Erfahrungen einer Rutengängerin.* NP Buchverlag

> **Döll, Michaela:** *Arthrose. Endlich schmerzfrei durch Biostoffe.* Herbig Verlag

> **Dorje, Narayan Chöyin:** *Das Yoga-Neti Handbuch. Das traditionelle System der Nasenspülung.* Windpferd Verlag

> **Elmadfa, Ibrahim u.a.:** *Die große GU-Nährwert-Kalorien-Tabelle.* GRÄFE UND UNZER VERLAG

> **Grünwald, Jörg und Jänicke, Christof:** *Grüne Apotheke.* GRÄFE UND UNZER VERLAG

> **Heepen, Günther H.:** *Schüßler-Salze. 12 Mineralstoffe für Ihre Gesundheit.* GRÄFE UND UNZER VERLAG

> **Heepen, Günther H.:** *Schüßler-Salze typgerecht.* GRÄFE UND UNZER VERLAG

> **Heepen, Günther H.:** *GU-Kompass Schüßler-Salze.* GRÄFE UND UNZER VERLAG

> **Heepen, Günther H.:** *Der große GU-Kompass Schüßler-Salze.* GRÄFE UND UNZER VERLAG

> **Heepen, Günther H.:** *GU-Kompass Schüßler-Salben.* GRÄFE UND UNZER VERLAG

> **Helmel, Heinrich:** *Blutwell-Übungen und Helmel Atemgymnastik.* Heinrich Schwab Verlag

> **Schmidt, Sigrid:** *GU-Kompass Bach-Blüten.* GRÄFE UND UNZER VERLAG

> **Schmidt, Sigrid:** *Bach-Blüten für innere Harmonie.* GRÄFE UND UNZER VERLAG

> **Schüßler, Wilhelm H.:** *Eine abgekürzte Therapie.* WzG Verlag

> **Seiler, Hanspeter:** *Die Weiheschen Druckpunkte.* Haug Verlag

> **Spielmann-Kammer, Mathilde:** *Die Reflexzonen des Körpers. Eine Anleitung zur Selbsthilfe.* Spielmann Verlag

> **Uehleke, Bernhard und Hentschel, Hans-Dieter:** *Gesund leben mit Kneipp.* Haug Verlag

> **Watzl, Bernhard und Leitzmann, Claus:** *Bioaktive Substanzen in Lebensmitteln.* Hippokrates Verlag

Zeitschriften

> **Weg zur Gesundheit**
Zeitschrift für Biochemie
Herausgeber WzG Verlag GmbH
In der Kuhtrift 18
D-41541 Dormagen
www.biochemie-net.de
Bestellung von Probeheften

Adressen, die weiterhelfen

> **Biochemischer Bund Deutschland e.V.**
In der Kuhtrift 18
D-41541 Dormagen
www.biochemie-net.de
Anfragen zu Seminaren, Therapeutenverzeichnis und Vereinsadressen

121

SERVICE — ZUM NACHSCHLAGEN

> **Biochemischer Verein Graz**
Büro: Ordination Dr. Franz Reinisch
Keplerstr. 116/I
A-8020 Graz

> **Internationaler Arbeitskreis
für Geobiologie (IAG) e. V.**
Geschäftsstelle: Heerstr. 149
c/o Genitex
D-60488 Frankfurt
Anfragen zu Adressen von Radiästheten (Rutengängern) für Wohnraumuntersuchungen

> **PASCOE Naturmedizin**
Postfach 100755
D-35337 Gießen
Bestellung der Informationsschrift »Symbioselenkung«

> **Verein für angewandte Biochemie**
Sekretariat Susanne Pancaldi
Langmattstr. 28
CH-5064 Wittnau AG

Helmel Elastic-Rollen

> **Ursula Helmel**
Eglofstal 42
D-88260 Argenbühl-Burg

Medisend® – Minisender gegen wetterbedingte Beschwerden

> **Advanced Medical Systems GmbH (AMS)**
Tannenweg 9
D-97941 Tauberbischofsheim
www.ams-ag.de

Musik-Resonanztherapie nach Peter Hübner

> **www.hormonsystemmedizinischemusik.de**
Die Musikpräparate der »Medizinischen Resonanz Therapie Musik®« sind unter der Kennung »RRR« auch in Apotheken erhältlich.

Schiele-Fußbadewanne

> **Fritz Schiele Arzneibäder-Fabrik GmbH**
Industriestr. 16 b
D-25462 Rellingen

Troma-Ion – Gerät für Wasserfalleffekt und Wasserpunktur

> **Arbeitskreis seelische und körperliche Gesundheit**
Ingeborg Oetinger
Ruckhardtshauserstr. 7
D-74613 Öhringen
Tel. 07948-755 (14-17 Uhr)

Yoga-Neti-Kanne – Spezialgefäß für Nasenspülung

> **SCHANGRILA Verlags und Vertriebs GmbH**
Lindenstr. 45
D-87648 Aitrang
www.schangrila.de

Register | SERVICE

Register

A
Aderlass 72
Akne 86
Akupunkturlehre 56
Akute Beschwerden 14, 16, 39
Allergie 15
Angstzustände 92
Anti-Pilz-Diät 105
Arthritis 89
Arthrose 89
Asthma 65
Ätherische Öle 39, 93
Ausdauertraining 116
Ausscheidung 38

B
Bach-Blüten 92
Ballaststoffe 69
Basissalze 9
- Nr. 1 Calcium fluoratum D12 (Kalziumfluorid) 20
- Nr. 2 Calcium phosphoricum D6 (Kalziumphosphat) 22
- Nr. 3 Ferrum phosphoricum D12 (Eisenphosphat) 24
- Nr. 4 Kalium chloratum D6 (Kaliumchlorid) 25
- Nr. 5 Kalium phosphoricum D6 (Kaliumphosphat) 27
- Nr. 6 Kalium sulfuricum D6 (Kaliumsulfat) 28
- Nr. 7 Magnesium phosphoricum D6 (Magnesiumphosphat) 30
- Nr. 8 Natrium chloratum D6 (Natriumchlorid, Kochsalz) 32
- Nr. 9 Natrium phosphoricum D6 (Natriumphosphat) 33
- Nr. 10 Natrium sulfuricum D6 (Natriumsulfat) 34
- Nr. 11 Silicea D12 (Siliziumdioxid) 36
- Nr. 12 Calcium sulfuricum D6 (Kalziumsulfat) 37
Besenreiservenen 69
Biochemie 8
Biochemische Haarpackung 83
Biochemische Pflegeseife 113
»Biochemischer Cocktail« 13
Blase 79
Blässe 68
Bronchialheilklima 65
Bronchitis 65

C
Checkliste 46
Cholesterinwerte 69
Chronische Beschwerden 12, 13, 14, 16, 39

D
Darmeinlauf 117
Darmfäulnis 76
Darmpilze 75, 76
Darmreinigung 106
Darmträgheit 76
Depressionen 28, 92
Dezimalpotenz 10
Diabetiker 17
Dosierung 13, 45
Dosierungsanleitung 45
Druckschmerzhafte Punkte 56

E
Entschlacken 103
Entzündungen 24, 26, 38
Ergänzungssalze 9, 40
- Nr. 13 Kalium arsenicosum D6 (Kaliumarsenit) 40

123

- Nr. 14 Kalium bromatum D6 (Kaliumbromid) 40
- Nr. 15 Kalium jodatum D6 (Kaliumjodid) 40
- Nr. 16 Lithium chloratum D6 (Lithiumchlorid) 40
- Nr. 17 Manganum sulfuricum D6 (Mangansulfat) 40
- Nr. 18 Calcium sulfuratum D6 (Kalziumsulfid) 41
- Nr. 19 Cuprum arsenicosum D6 (Kupferarsenit) 41
- Nr. 20 Kalium Aluminium sulfuricum D6 (Kaliumaluminiumsulfat, Alaun) 41
- Nr. 21 Zincum chloratum D6 (Zinkchlorid) 41
- Nr. 22 Calcium carbonicum D6 (Kalziumcarbonat) 41
- Nr. 23 Natrium bicarbonicum D6 (Natriumbicarbonat, Natron) 41
- Nr. 24 Arsenum jodatum D6 (Arsentrijodid) 41

Erstverschlimmerungen 39

F

Fibromyalgie 90
Frischpflanzensäfte 66
Funktionsmerkmale 9
Funktionsmittel 8, 11

G

Galle 73
Gefäße 21
Gelenke 21, 23, 37
Geopathologie 87, 117
Gesichtsdampfbad 118
Globuli 15, 17

H

Haarausfall 83
Haare 84, 113
Hals 63

Hämorrhoiden 69
Haut 21, 23, 26, 29, 32, 34, 36, 80, 112
Heilreaktionen 8
Heiße Sieben 13, 14, 15
Helmel-Gesichtsgymnastik 115
Helmel-Übungen 95
Herzbeschwerden 67
Herzfunktion 67
Hoher Blutdruck 68
Homöopathie 10, 17, 39
Husten 65

I, J

Immunsystem 87, 88
Johanniskraut 96

K

Kaffee 39
Kaffeekohle nach Dr. Heisler 118
Kapillarkreislauf 11
Kinder 13, 15
Knochen 21, 23, 37
Kochsalzspülung 10
Konstitutionelle Schwächen 18
Kopfschuppen 84
Krampfadern 69
Kuren 18 f., 44 ff., 99 ff.
Kurpakete 62

L

Lactulose 75
Laktose-Intoleranz 15
Leber 73
Leberwickel 73
Lippen 83
Lippenbläschen 87
Lungenfunktion 65

M

Magen 75

Register

Massage 57
Melancholie 92
Mikroorganismen im Darm 77
Milchzucker 10, 11, 15, 16, 39
Mineralstoffhaushalt 8, 9
Mundschleimhaut 10, 11, 13
Musikresonanztherapie nach Hübner 118
Muskelhartspann 90
Muskulatur 23, 28, 30, 31

N

Nägel 21, 22, 36, 37, 84
Nagelpilze 84
Nagelwachstumsstörungen 84
Nase 63
Natron 118
Naturheilverfahren 9
Nebenwirkungen 15, 16
Nervöse Beschwerden 28
Nervosität 93
Niedriger Blutdruck 68
Nieren 79

O, P

Ohren 63
Potenzierung 10

R

Reflexzonenmassage 71
Regeldosierung 12, 13
Regelpotenz 11
Rheuma 89, 90

S

Salben 16
Salbenumschlag 16, 68
Säuglinge 13
Schiele-Bäder 119
Schlaf 107
Schlafstörungen 107

Schleimhäute 23, 29, 30, 32
Schmerzen 30, 31
Schnupfen 63
Schüßler-Drink 13, 14
Schwachpunkte 44, 45
Schwangerschaft 17
Schweißbildung 82, 86
Seele 92
Sehnenentzündung 90
Selbstanalyse 44 ff.
Selbstbehandlung 15
Siliceaöl 112
Steckbriefe 20 ff.
Stoffwechsel 103
Stress 101

T, U

Tabletten 12, 14, 16
Tropfen 15, 17
Unruhe 93

V

Vegetarische Kost 69
Verdauung 33, 35, 74 f.
Verdünnung 10
Verletzungen 24
Verstopfung 76
Vitalstoffe 86
Vitamine 88
Vollbäder 109

W, Z

Wasserfalleffekt 120
Wasserpunktur 120
Weihe-Punkte 56, 58
Wetterfühligkeit 109
Zähne 23

Impressum

© 2006 GRÄFE UND UNZER VERLAG GmbH, München
Alle Rechte vorbehalten. Nachdruck, auch auszugsweise, sowie Verbreitung durch Bild, Funk, Fernsehen und Internet, durch fotomechanische Wiedergabe, Tonträger und Datenverarbeitungssysteme jeder Art nur mit schriftlicher Genehmigung des Verlages.

Programmleitung:
Ulrich Ehrlenspiel
Redaktion: Monika Rolle
Lektorat: Rita Steininger
Bildredaktion:
Henrike Schechter
Satz: Dorothee Griesbeck,
Die Buchmacher, München
Innenlayout und Umschlaggestaltung: independent Medien-Design, München
Herstellung: Petra Roth
Lithos: Repro Ludwig, Zell am See
Druck: Appl, Wemding
Bindung: Sellier, Freising

ISBN 978-3-7742-7542-3

3. Auflage 2007

Bildnachweis
Fotoproduktion:
Studio L'Eveque, Harry Bischof:
U1. Nicolas Olonetzky: S. 1-2, 3 li., 60, 94-95, 114-115.

Weitere Fotos:
AKG: S. 9. Avenue Images: S. 29. Corbis: S. 107. Digital Vision: S. 18. Ernst, Beat: S. 80. Flora Press: S. 85. Getty: S. 3 re., 14, 31, 36, 98, 100, 103, 112, U3 li. GU-Archiv: U4 re., S. 2 li., 6, 16, 38, 82 (J. Rickers); 2 re., 11, 20 (A. Hoernisch); 27, 44, U3 re. (T. Roch); 70, 89, 97 (M. Weber); 93 (M. Jahreiß). IFA: S. 108. Jahreszeiten Verlag: S. 12, 35, 74. Jump: U4 li., S. 4, 8, 17, 42, 54, 96, 128. Mauritius: S. 64, 67, 69, 90, 111. Stockfood: S. 73, 77, 78. Zefa: S. 22, 25, 62.

Illustrationen/Grafik:
Holger Vanselow

Umwelthinweis
Dieses Buch wurde auf chlorfrei gebleichtem Papier gedruckt. Um Rohstoffe zu sparen, haben wir auf Folienverpackung verzichtet.

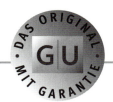

DAS ORIGINAL MIT GARANTIE

Ihre Meinung ist uns wichtig.
Deshalb möchten wir Ihre Kritik, gerne aber auch Ihr Lob erfahren. Um als führender Ratgeberverlag für Sie noch besser zu werden. Darum: Schreiben Sie uns! Wir freuen uns auf Ihre Post und wünschen Ihnen viel Spaß mit Ihrem GU-Ratgeber.

Unsere Garantie: Sollte ein GU-Ratgeber einmal einen Fehler enthalten, schicken Sie uns das Buch mit einem kleinen Hinweis und der Quittung innerhalb von sechs Monaten nach dem Kauf zurück. Wir tauschen Ihnen den GU-Ratgeber gegen einen anderen zum gleichen oder einem ähnlichen Thema um.

Ihr GRÄFE UND UNZER VERLAG
Redaktion Körper & Seele
Postfach 86 03 25
81630 München
Fax: 089/41981-113
E-Mail: leserservice@graefe-und-unzer.de

WICHTIGER HINWEIS
Dieser Ratgeber gibt Ratschläge zur Vorbeugung und Selbstbehandlung der häufigsten Alltagsbeschwerden mit Schüßler-Salzen und ergänzenden alternativen Therapien. Alle Gedanken, Methoden und Anregungen in dem Buch stellen die Erfahrung bzw. Meinung des Autors dar. Sie wurden von ihm nach bestem Wissen erstellt und mit größtmöglicher Sorgfalt geprüft. Sie bieten jedoch keinen Ersatz für kompetenten medizinischen Rat. Jede Leserin, jeder Leser ist für das eigene Tun und Lassen auch weiterhin selbst verantwortlich. Weder Autor noch Verlag können für eventuelle Nachteile oder Schäden, die aus den im Buch gegebenen praktischen Hinweisen resultieren, eine Haftung übernehmen.

Ein Unternehmen der
GANSKE VERLAGSGRUPPE

Praktisch & fundiert

Besser leben – mit dem Ratgeber Gesundheit

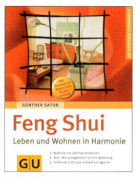

ISBN 978-3-7742-6429-8
128 Seiten

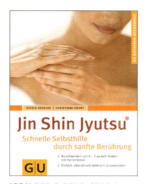

ISBN 978-3-7742-6740-4
128 Seiten

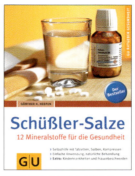

ISBN 978-3-7742-6431-1
128 Seiten

Preis je Band: 12,90 € [D]

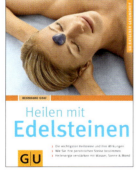

ISBN 978-3-7742-7694-9
128 Seiten

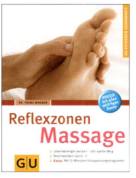

ISBN 978-3-7742-6690-2
128 Seiten

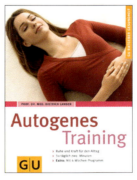

ISBN 978-3-7742-7416-7
128 Seiten

Änderungen und Irrtum vorbehalten.

Das macht sie so besonders:

Kompetent – zu jedem Thema ein Top-Experte

Praktisch – zu Hause schnell und sicher umsetzbar

Klar – eingeteilt in Einführung, Praxis und Service

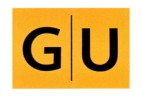

Willkommen im Leben.

Das Wichtigste auf einen Blick

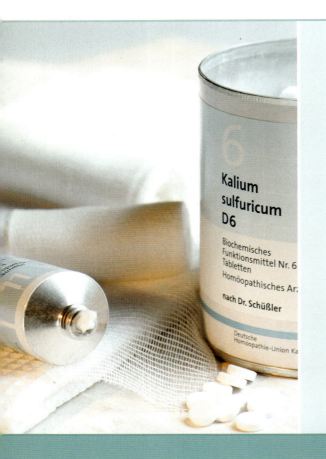

GESUNDHEIT UND WOHLBEFINDEN

Der Oldenburger Arzt Dr. Wilhelm Heinrich Schüßler hat vor mehr als 130 Jahren ein Heilsystem geschaffen, das sich aus zwölf Heilsalzen zusammensetzt. Die Schüßler-Salze, wie sie heute genannt werden, sind Mineralstoffe, die nach den Regeln der Homöopathie aufbereitet, also rhythmisch verrieben und verdünnt werden. Dadurch entfalten sie besondere Wirkeigenschaften: Sie regulieren den Mineralstoffhaushalt im Körper und ergänzen ihn in geringer, für die Zelle aber notwendiger Form. Sie beeinflussen die Selbstheilung, indem sie gestörte Vorgänge wieder ins Lot bringen. Nach Schüßlers Tod wurde das Heilsystem um zwölf weitere Salze ergänzt, die aber nicht den Stellenwert der Basissalze haben.

MINERALSALZE UND NATURHEILKUNDE – EIN ERFOLGREICHES DUO

Verschiedene bewährte, zum Teil aber auch weniger bekannte Therapien aus dem Bereich der Naturheilkunde können den Erfolg der Kuren wirksam unterstützen: Zum Beispiel helfen Ihnen die von Heinrich Helmel entwickelten Blutwell-Übungen, neue Kräfte zu tanken. Mit der außergewöhnlichen Reflexzonenmassage der Schweizerin Mathilde Spielmann können Sie begleitend zur Kur bestimmte Beschwerden gezielt behandeln. Oder Sie nutzen den so genannten Wasserfalleffekt, mit dem Sie sich auf einfache Weise die Kraft der Natur ins Haus holen. Weitere Begleitanwendungen, wie etwa Frischpflanzensäfte und gesunde Tees, sind ebenfalls geeignet, den Kurerfolg zu steigern.